# 鈍行列車に乗って

## 医者人生ソロソロ帰り道

名古屋大学名誉教授
愛知淑徳大学教授
井口昭久
Akihisa Iguchi

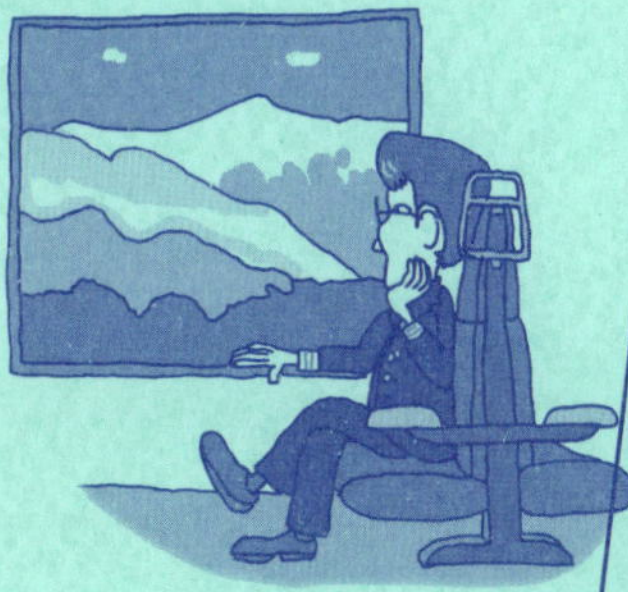

風媒社

鈍行列車に乗って——医者人生ソロソロ帰り道

# 目次

# Ⅰ

## 自転車——11

自転車 12
目覚め 15
床屋 17
赤の傍線 20
物忘れ 22
鈍行 24
離脱理論 26
アルコール依存症 28

# Ⅱ

## 樟脳の匂い——31

樟脳の匂い 32
父 34
故郷の匂い 38

雪　41
走馬灯　43
ブラジル　45
廃屋　48
母　50
五月　53
お盆　56
衣替え　58
駒ヶ岳　60

Ⅲ

定年三カ月前——63
定年三カ月前　64
定年まぢか　67
定年を迎えて　69
はしか　72

辞めて一年　74
バレンタインデイ　77
ホワイトデイ　79

## Ⅳ　老年同士の出会い——81

老年同士の出会い　82
携帯電話　85
老人性掻痒症　87
肥満　89
運動　91
ストレス　93
正常な老い　95
格好いい老人　97
愛知万博　100
真の自由　102

老人と病気　104
老人と体　106
老人と性格　108
吉田さん　110

## V　病院長の私です——115

「院長の私です」　116
医療の職場に満足感を　119
看護師がいなくなる　121
医学生　123
病院長会議　125
大学病院　128

## VI 高齢者の偏見――133

高齢者の偏見 134
老人とパーソナリティ 136
寿命 138
尊厳死 140
サクセスフル・エイジング 142
同窓会 144

## VI ひまわり保育園のパパ――147

ひまわり保育園のパパ 148
半パク遅れ 152
不安 154
パリの高齢者 156
天国の先生へ 159

台湾、生協、パスポート　162
将棋　167
孫　170
自尊心　172
人生の帰り道　174

# I

# 自転車

# 自転車

自転車は、私が中学生の頃には最先端を思わせる文明の利器であった。天竜川の岸を、スカートをなびかせて自転車で走る女学生は憧れの的であった。

私の子供たちがまだ小さかった頃には、後ろと前に長男と次男を乗せて買い物に行ったりした。子供たちが家を離れてから、自転車のない生活をするようになり、長い間自転車に乗る機会がなかった。

自転車に乗らなくなった頃から、地面に接触する感触も少なくなったような気がする。

思い立って自転車を買った。

二十年もの間乗っていなかった自転車に乗れるか、不安であった。他にも私のよう

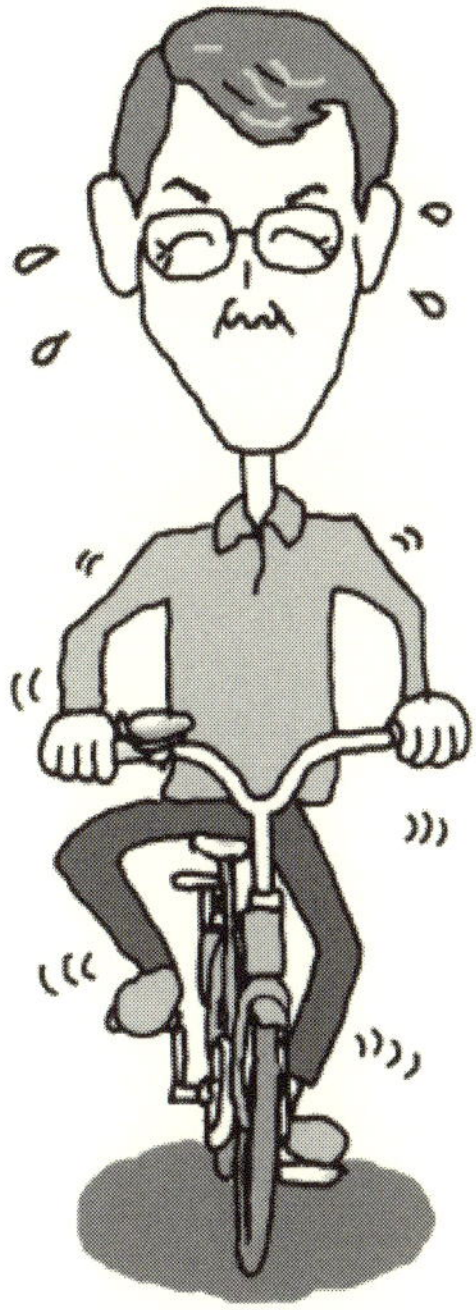

老後は下り坂を楽しもう

に長らく自転車にご無沙汰であった人もいるらしく、「最初はふらつきますよ」と自転車店の主人が言った。自転車屋の風情は昔と雰囲気が変わっていなかった。人の良さそうな奥さんと二人で、パンクの修理をしていた。

最初はゆらゆらしたが、しばらく乗っているとハンドルをしっかりと握って、自信をもってベルを鳴らせるようになった。

科学の進歩は自転車にも反映されており、昔に比べて楽に走れるようになっていた。まだ周囲を見渡しながら走る余裕はないが、そのうち道端に咲く花などを見ながら走れるようになるだろう。

若い頃の人生は、腰を浮かせて自転車をこいで坂道を上るようなものだ。上りで頑張った報酬として、ゆっくりブレーキを握りながら下り坂を楽しむのが老後である。

私は上りで頑張ったという自信はないが、せめて下りは楽をしようと思い、自転車を買った。（二〇〇八年）

# 目覚め

私はこのごろ目覚めが悪い。年のせいかと思い、六十代半ばの同僚二人に聞いたが、二人とも寝起きが悪いという。三人の夜明けの様子を再現してみる。

ベッドで眠っているのか目覚めているのかあいまいな頃、うつらうつら不穏な思いが脳の深いあたりからわき出てくる。起きてしまえばいいが、世間は夜明け前、朝はまだ来ない。来し方行く末をあれこれと思い、不幸の底に落ち込んだような気分になり、蟻地獄からはい上がるように起きる。

ここからは推測だが、脳には人生に否定的な感情の分野があり、一方で肯定的な分野がある。真ん中の部分にどちらかを選択する脳がある。明け方の三つの脳は眠ってはいないが覚醒した状態でもない。それぞれ別々に起きたり眠ったりしている。メカニズムはわからないが、ふわりとした不安のかたまりがどこかの脳から泡のように生まれる。その泡には、誰かに憎まれているのではないか、あんなことを言わなければよかったなどという思いが含まれている。

泡は、浮いたり沈んだりして三つの脳を渡り歩く。肯定的な脳で無理やりつぶそうとしてもするりと逃げ、否定的な脳に沈殿していってしまう。そして選択するはずの脳はいつまでたっても覚醒しない。

「悶々として布団の中にいるのは地獄である」と二人は言った。この現象が老化なのか、三人に特殊な現象なのか不明である。（二〇〇九年）

# 床屋

人間は生まれてすぐ自立できないので、赤ちゃんは母親に抱かれて生活する。肌の触れ合いは彼らにとって日常である。

少し大きくなると、男の子は相撲やレスリングで父親とぶつかり合う。しかし中学、高校と成長するにしたがい、触れ合うことが少なくなってくる。

愛情を感じない人からちょっかいを出されるのを嫌がるようになるのが思春期である。女の子は、いつまでも赤ちゃんの延長だと思い違いしている父親に触られるのを優しく避けるようになる。

成人期になると、理髪店などでひげをそられるときを除いて、他人に肌を触ってもらう機会は少なくなる。しょっちゅう抱き合ったりほおにキスしたりする欧米人に比

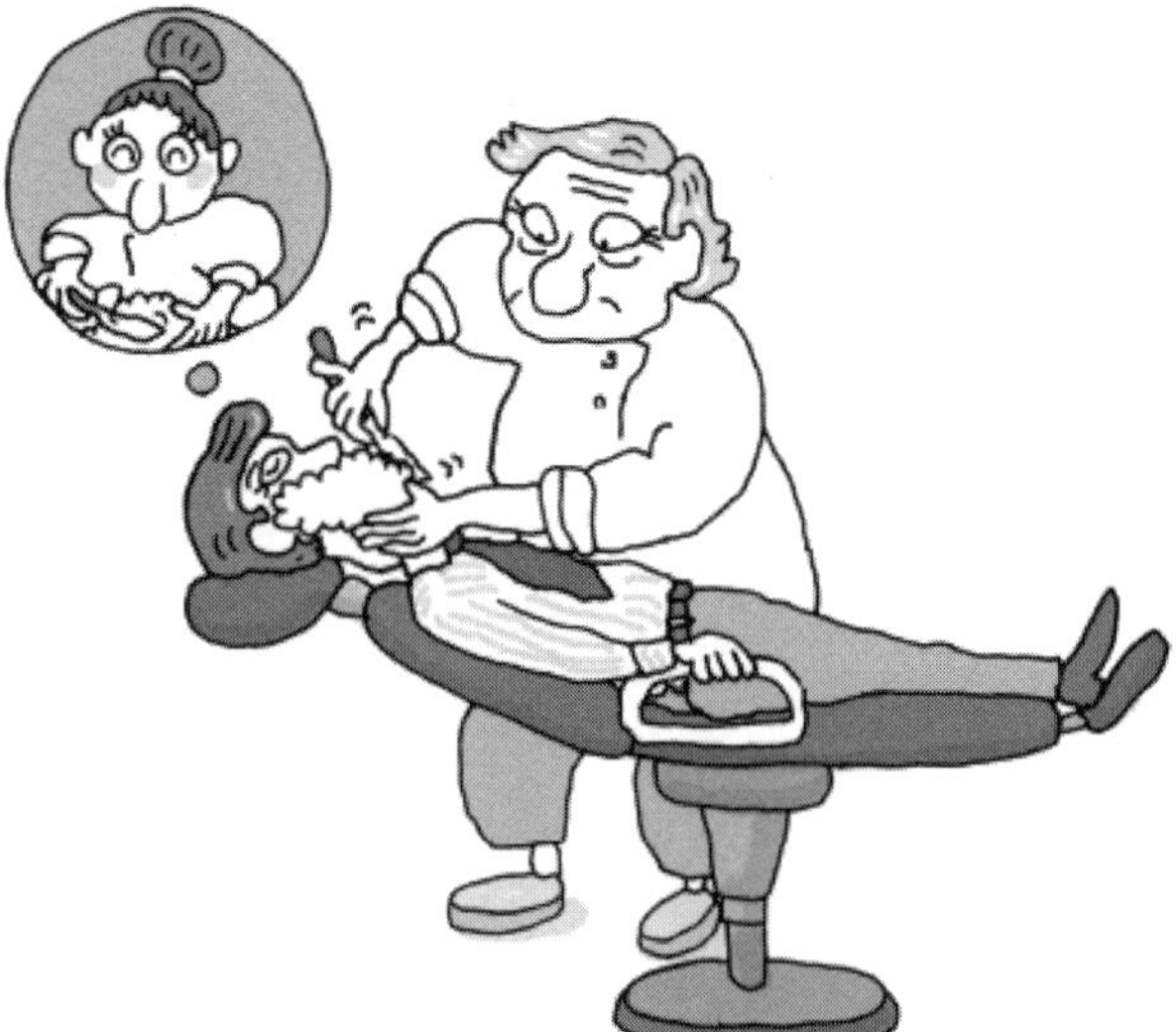

女性にひげをそってもらっていると思っていたが……

べ、日本人は他者との接触が少ない人種であるように思われる。

しかし、高齢になり障害をもつと、体を支えてもらい、体をふいてもらうなど、他人に依存しなければ生きてゆけなくなる。我々は、元気な頃から他者との体の接触になれておいた方がよさそうだ。

私の行きつけの床屋は夫婦で営んでいる。ふくよかなかみさんが、顔を近づけてひげをそってくれる。近づく彼女に息をつめながら目を閉じていた。女性に顔を触ってもらって、いい気分であったが、目を開けてみるといつの間にか亭主に代わっていた。勘違いしていた間も気持ちがよかった。ということは、人に触ってもらうということは、気持ちがよいことであるようだ。（二〇〇八年）

# 赤の傍線

病院長室の本棚には、送られてきた本や前の部屋から持ってきた本などが雑多に置かれている。その中の一冊を読み始めた。どこで買ったか忘れてしまったが、本の名前は病院経営に関するもので、おもしろそうであった。

読み進めると、ところどころに赤のペンで傍線が引いてあった。その傍線の部分を改めて確かめながら読み進んだ。ページをめくると次々に傍線が引いてある。しかし、私にはその箇所を読んだ記憶がない。

田舎の実家の本箱に学生時代に読んだ島崎藤村や、川端康成の本がある。気まぐれに読んでみると、傍線が引いてある。そこに傍線を引かざるをえなかった過去が蘇ってくる。その頃の友達、初恋、山の端の夕日や小川に咲くスミレを思い出す。傍線に出会うと、青春時代をいとおしく思ったりするものである。

私がそのとき読んでいた本は最近出た本であったが、読んだ記憶が蘇らなかった。最近では、「最近読んだ本」の内容を忘れてしまうのか。年をとると、このように何回でも同じ書物を楽しむことができると、最初の頃は楽観して読み進んだ。

本をめくっていくと、また赤線に出会った。それほどまでに物忘れが進行してしまったことに、私は焦った。さらにその後のページをめくってみると、そのページのほぼ全体に赤の傍線が引かれていた。

私は薄気味悪くなってきた。

これほどの記憶喪失者が病院長などやっていてはいけない、と思ったとき、気がついた。そうだ、この本は前の病院長の本ではなかったか？

調べてみると、その本は私の前の病院長が本棚に置き忘れていったものであった。次々出てきた赤の傍線は、前病院長が引いたものであった。（二〇〇六年）

# 物忘れ

Sさん夫婦は二人とも六十歳代の後半である。夫は以前に言ったことを、初めて話すように言うことがよくあるようになった。妻は今まで黙っていたが、この頃「その話は二度目です」と言うようになった。夫も妻に対して同じことを経験しているのだが、優しい夫は黙っている。妻は心配でしょうがない。そのうちに二人とも全部「初めて聞く話」になってしまうのかしら？

妻は老化すると知的機能が落ちていくと信じているのだ。

知的機能の低下は老化につきものか？　という問いへの答えはイエスでもありノーでもある。年齢とともに確実に衰える知的機能もあるが、衰えないものも多い。

一般的に記憶テストでは老人は若者にはかなわない。具体的な名前や数字、場所などをとっさに思い出す能力は落ちる。しかし、一見年齢の影響と思えるこの現象も、真の原因は年齢にあるのではなく、健康状態や社会的・経済的な変化によることが大きいという研究報告もある。

だが、記憶力の低下などの老化の特徴はいずれも誇張されがちであり、些細《ささい》な徴候に怯えてしまう人が多い。

加齢に伴い知的機能が衰えるのではないかという恐れは、根拠がないわけではないが、多くの人は問題にし過ぎている。

物忘れが多くなったからといって誰でも認知症になるわけではない。五十歳を過ぎれば誰でも度忘れの連続である。スーパーで駐車場に止めた自分の車を見つけられなくて、うろうろするのだって心配しなくていい。通常の老化の範囲内である。

前述の夫婦も、若い頃にだって時には「二度目の話」を「初めてのように」していたのである。（二〇〇六年）

# 鈍行

新幹線に乗ると、何度乗っても初めて見た景色に出会う。個々の景色が脳に居座る前に通過してしまうからである。

高校の同窓会があって信州の田舎へ行った。飯田線は二両編成の鈍行で遅かった。窓から天竜川の川辺に咲くコスモスが見えた。田んぼの稲穂も、家々の玄関先さえのぞき見できた。

一九七〇年代には、日本は先進国の中で最も高齢者の少ない国であった。それが二十数年で各国を追い抜き、最も高齢者の多い国になった。高齢者の増加のスピードは鈍行から新幹線に乗り換えたほどに速くなっている。我々を取り巻く社会の景色は新幹線の車窓のように変化しているはずだ。人口構成の急速な変化が心に影響し、現代の日本人は新幹線に乗ったような生活をしているのではないだろうか。

煩わしいことや厄介なこと、悲しいことを猛烈なスピードで後方へ追いやろうとして生活するようになった。厄介なことは他人に押し付けて、やりきれなさを怒りに変え、悲しみを憎しみに変える人が増えている。

私たちは思い直さなければいけない。社会は急速に超高齢社会に向かっているが、個人の老化の速度が速くなっているのではない。個人の老化の速度は新幹線から鈍行に変わったほどに遅くなっている。

悲しみは鈍行に乗せて。そうすれば、心の中に赤とんぼが舞い込んでくるかもしれない。（二〇〇八年）

# 離脱理論

『青春歌謡大全』というCDを買って、車の中で聞いた。期待して買ったのだが、聞いたこともない曲ばかりであり、共感も、懐かしさもわかなかった。「手紙」や「赤ちょうちん」や「映画」などのフレーズが出てこない。おかしいなと思いよく見れば、うかつにも一九九〇年代の青春歌謡大全を買ってしまったのであった。青春時代は我々の時代にしかなかったと思い違いしていた。九〇年代は息子たちの青春時代であり、彼らの青春も過ぎ去っていたのであった。

我々の青春時代は六〇年代であった。高齢者への関心も高くはなかった。その時代の老年学では、高齢者の離脱理論が盛んであった。心も体も役に立たなくなるから、社会から自然に離脱してゆくものだという、ずいぶんと乱暴な理論であった。その後、否定されてゆくのだが、六二年に亡くなったヘルマン・ヘッセは、『老年の価値』という著書で次のように書いている。

「若いとか年取ったとかいうことは、平凡な人間の間にしか存在しないのです。才能があり洗練された人間は喜んだり悲しんだりするのと同じように、ある時は年を取ったり、ある時は若かったりするものです。青は赤より悪くはないと同じように、老年は青年より劣るものではありません。老年が青年を演じようとするときにのみ老年は卑しいものとなるのです」

私はCDを息子にプレゼントした。（二〇〇八年）

# アルコール依存症

アルコール依存症は文明の発達とともに増え続け、先進国では重大な社会問題になりつつある。日本における高齢者のアルコール依存者も増加している。定年退職後のやるせない時間を酒で潰す人が増えている。近い将来、大きな社会問題になるのは間違いない。

バケツに酒を注ぎこむと、ある一定量に達すればバケツから酒がこぼれるように、誰でも大量に酒を飲み続ければ依存症になる。成人男性が毎日清酒を五合飲み続けると三年で、三合飲み続ければ十年で依存症になるといわれている。毎週末に大量に飲酒する人も依存症になる。睡眠薬よりよいと信じて寝酒を飲んでいるうちに、依存症になった人は少なくない。

多量飲酒者とは、一日あたりビール中びん三本、日本酒では三合弱の量を飲む人である。アルコールに関連した問題を引き起こす人の多くは、この範疇に入る人であり、日本には二五〇万人の多量飲酒者がいると推定されている。

酒は適量に飲めば寿命が延びる。適量とは、ビール中ビン一本、清酒一合、ウイスキーならダブル一杯、焼酎で三分の二合である。私の患者さんには私の指導を曲解して、このすべてを飲んでくる人がいるが、それでは多量飲酒者になってしまう。

アルコール依存症は人間がアルコールに絡め取られた状態である。心の病気であり、進行性の病気である。依存症は手や舌の振るえ、発汗、吐き気、微熱、高血圧などの離脱症状が出て、はじめて診断される。

しかし、離脱症状が出ないからといって依存症ではないとはいえない。依存症であっても酒は一週間でも一カ月でもやめていられる。だが、次の飲酒の機会を待っている限り、アルコールの呪縛から逃れていない。

私は五日間禁酒した。禁酒している間にアルコール離脱症状は起きなかった。だからといって、私がアルコール依存症ではないとはいえない。

六日目からまた飲み始めたからである。（二〇〇四年）

# Ⅱ　樟脳の匂い

# 樟脳の匂い

樟脳《しょうのう》の匂いは母を思い出す。私の幼い頃、母が着飾って外出するとき、手をつないで一緒に歩いたとき、いつも樟脳の匂いがした。

三十年ほど前、私はニューヨークの大学へ留学することになった。ニューヨークに行く前、田舎の親戚一同が集まって送別会をしてくれた。

いまどき、外国へ留学することなど珍しいことではないが、三十年前でも珍しいことではなかった。しかし、私の育った信州の田舎では珍しいことであった。

親戚一同が田舎の町の料亭に集まって祝ってくれた。私は、当時五歳の長男を連れて名古屋から出かけていった。五歳の長男は、ことの次第がわからぬままに私の母の周りをうれしそうに走りまわっていた。

その当時、私は名古屋に暮らしていた。母は私が田舎へ帰って医院を開設することを切実に願っていたが、口にだすことはなかった。私は田舎へ帰ることを曖昧にしたままにしていた。

私たちとってこの問題は深刻であったが、私はニューヨークへ行くことによって、問題の先延ばしをはかった。

母はそのとき心なしか寂しそうであった。

かすかに樟脳の匂いがした。

母はそれから二年後、私の滞米中に胃がんが見つかり、あっけなく死んでしまった。

母が新しい所へ出かけるとき、いつも樟脳の匂いがした。（二〇〇七年）

# 父

私の卒業した小学校は、昔は分校であった。南アルプスと中央アルプスが東と西に見えるところに建っていた。一学年に一学級しかなかった。

十年前、その小学校が八十周年を迎えた。私が八十周年の記念講演をすることに決まったそうだ。電話で講演を依頼されたときに校長先生が言った。聴衆は小学校一年生から六年生、それに父母であるという。聴衆の年代の幅がかなり広い。私は小学校の一年生に理解できるように、そして父兄の皆様に感銘を与えるお話をしなければならないのであった。私は困惑したが、引き受けた。

講演の当日、当時大学生であった息子の車に乗って、三時間かけて小学校へ行った。会場に下見に行くと、父母が大勢いた。私の講演を聞きに集まったと勘違いした私は、緊張した。

会場の下見の後、校長室で校長先生に挨拶をして再び会場に行くと、大勢いた父母がいなくなっていた。私の講演の前に小学生の学芸会があり、その子供たちを見学するために父母たちは集まっていたのであった。

私は気持ちを立て直せぬまま、残った子供たちの前でお話を始めた。

「私が小学生だった頃は、春には桜が咲き、夏には雷が鳴ったものです。それに秋の河原にはススキがそよぎ、冬には雪が降りました」。話しているうちにつまらぬ話をしていることに気づいて自分が嫌になってきた。昔でなくても、今でも春には桜が咲き、夏には雷が鳴るだろう。秋にはススキ、冬になれば雪が降るに決まっている。

五分もすると子供たちはそわそわしはじめ、私語で収拾がつかなくなってきた。中には立ち上がって歩きまわる子供まで出てきた。教頭先生が大きな声で「静かに!」と怒鳴ると、子供たちは一瞬静かになるのだが、三分もするとまたざわざわとなる。

何とも長く感じた講演であったが、二十分だった。

講演が終わり校長室に行くと、意外にも校長先生に褒《ほ》められた。「いいお話でした。

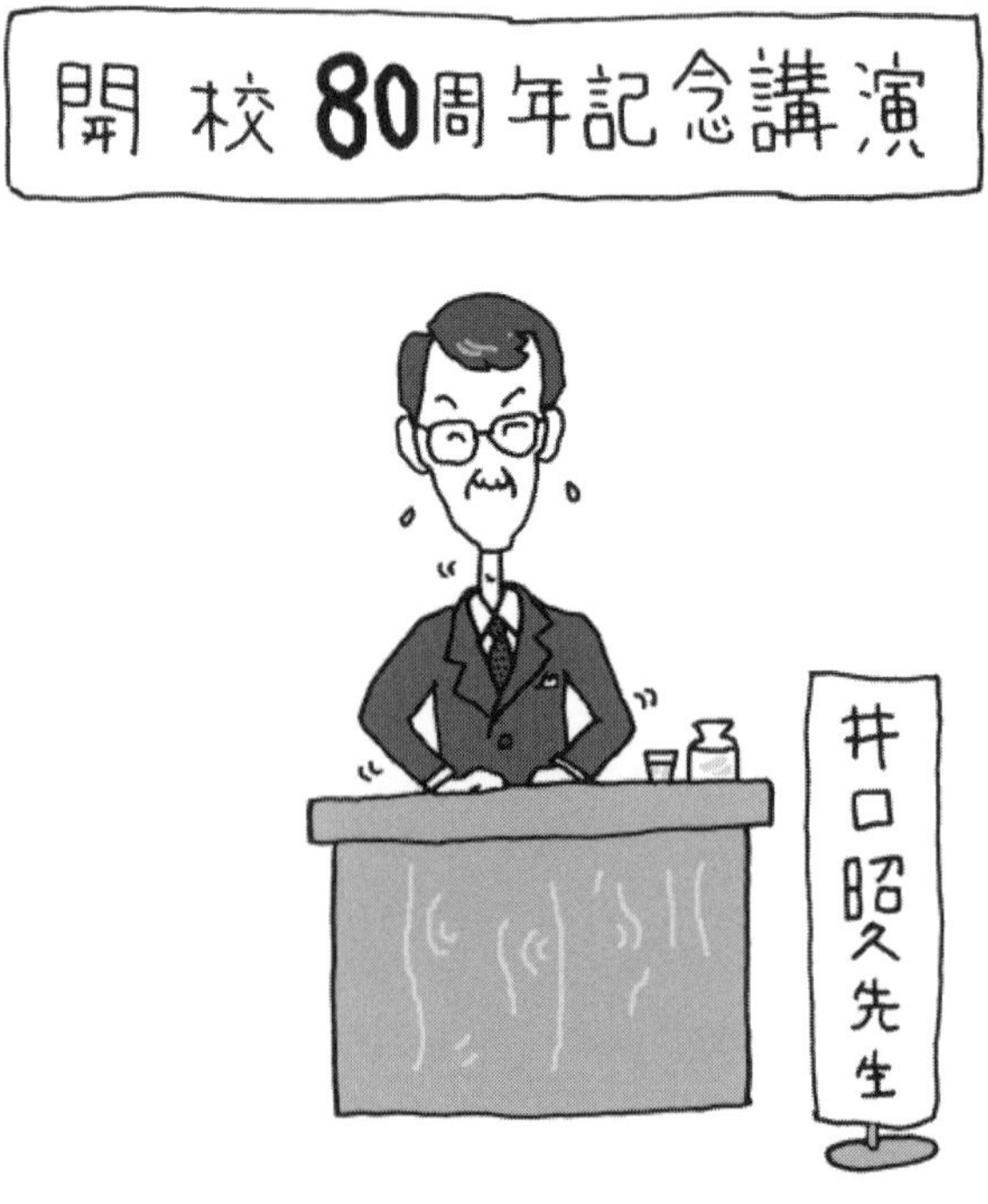


なつかしの母校で小学生に講演

子供たちも感銘を受けたと思います」

私は春夏秋冬の話はよかったのか、と気分をよくして、息子の車に乗って帰路についた。

車中で息子が言った。「小学生の前では誰がしゃべったってうまくいかないよ。そんなに落ち込まなくていいよ」。息子は私を慰めるつもりで言った。

私は憮然として抗議した。「落ち込んでなんていない！　校長先生は褒めてくれた！」。息子は言った。「校長先生が褒めるのはあたりまえだろ」

地元に私の妹が二人暮らしている。その当時、私の父は健在であった。

妹たちは小学生に交じって私の話を聞いていた。恥ずかしくて顔が上げられなかったという。父は恥ずかしさに、会場を逃げるようにして出て、体育館のまわりをうろうろとしていたそうである。

なつかしの野底《のそこ》小学校は統合されてなくなってしまった。

父も死んだ。（二〇〇六年）

# 故郷の匂い

アルコール依存症ほど原因のはっきりした病気は少ない。蓄積した酒量が一定の値を超えれば、誰でもアルコール依存症になる。

私は二十年間、毎日何らかの酒を飲み続けてきた。そろそろ人生に許された酒量の限界に達したかもしれない。それに現在の立場はストレスに満ちている。だからというのは言い訳であるが、飲む酒の量も増えてきた。

私は飲み始めると止まらなくなる最近の自分の行動に不安をもった。酒をやめてみた。

教科書的なアルコール依存症の断酒による症状は、三〜四日目には幻覚が出るはずである。私に幻覚は出なかった。典型的なアルコール依存症ではなかったようである。

それから数日間、断酒してひたすら時の過ぎるのを待った。一週間断酒を続けてみると、それまで匂わなかった朝の匂いがするようになった。

新鮮な匂いの感覚が戻ってきた。

匂いが戻ってくると、幼い頃のことが思い出された。

私が故郷を去ってから三十年を超えた。昨日のように、遠い昔のように、まだらに、あるいは鮮明に、古里のことを思い出し、思い出ししながら生きてきた。

冬は寒かった。大人たちは寄り集まって世間話をするのが冬の日課であった。母はコタツの上に、味噌蔵から出した氷のついたままの漬物に味の素をかけて出していた。

春には縁側やレンゲ草の匂いがした。

夏にはひまわりや日暮れにも匂いがあったような気がする。

秋の稲刈りの匂い、川干しのときの魚の匂い。もう一度人生の中でやってみたいことをあげなさいと言われたら、私は迷わず、川干しのときの魚とりと言うだろう。

私の名古屋での生活はおおむね幸せであった。田舎に残してきた母への後ろめたさに似た心の暗愁も、古里の匂いの中で培われたものである。

話は元に戻るが、私はまた毎晩飲みはじめた。この原稿は日曜日の夕方飲みながら書いている。

今は匂いのない世界で生きている。メールもＩＴも匂いがしない。

私が再び酒を止めたとき、おぼろげに、時には鮮明に、あのときの朝顔やトマトやキュウリの匂いが戻ってくるだろうか。（二〇〇七年）

# 雪

名古屋に大雪が降った日、タクシーに乗って家路についた。雪は粉雪になり、降り積もっていった。幹線道路は渋滞が予想されたので、わき道にそれたが、それでも抜けられなくなって動けなくなった。

夕方であった。

タクシーの中から街を眺めると、騒音が雪に吸い込まれたように消えて、街路灯が粉雪の中でぼんやりと映っていた。暖かそうな家から子供が二人、道路の脇に出てきて手袋もせずに雪合戦を始めるのが影絵のように見えた。その光景を眺めていると、私はふいに母を思い出した。

私の故郷は冬になると必ず雪が降り、幼い頃は初雪が降るとさくさくとした雪の感触がうれしくて、天を仰いで走り回った。

木と竹でつくったそりで山の坂道を滑った楽しさは、青年期に覚えたスキーなどと比べようもないほど楽しかった。

五十七歳で亡くなった母の死は、私にとって最も悲しい出来事であった。母のがんが発見されたとき、私はアメリカの大学に留学していた。母の命が短いことを知って、アメリカを引き上げ、田舎の病院で付きっきりで看病した。

故郷を出て二十年は経っていた。結婚してからの私は、妻と子供たちと一緒に家族の幸せの線路を走っていた。しかしそこに、母を上手に乗せられなかった。母の幸せとは分岐した線路の上を走っているような、後ろめたさに苦しんでいた。

私がアメリカから帰って三週間後に母は死んだ。

火葬場は中央アルプスの麓《ふもと》にあった。火葬の煙は、母に何もしてやれなかった私を許してくれているように優しげであった。

煙は駒ヶ岳の頂上の雪を目指して、線香の煙のように昇っていった。（二〇〇六年）

# 走馬灯

Iさんは八十四歳であった。六十歳のときに胃がんの手術をしており、七十歳には前立腺がんの手術も受けて克服した。若い頃から糖尿病に罹《かか》っていて、いつも腹いっぱい食べられない半生であった。

その頃はしだいに食欲がなくなってきて、妻の料理に箸《はし》を出さなくなっていた。七十八歳の妻が心配して入院させた患者さんであった。

死因は肺気腫であった。呼吸困難があり、死期の近い頃であった。

Iさんは私に言った。先生、私は入院なんかしたくはなかったのです。少しずつ弱っていくことは仕方がないことです。入院したからといって私の体が若くなるわけでもないのですが、妻が言うので入院しました。

私は戦争に行きました。友達や身近の若い人が次々に死んでいきました。戦争のときは死ぬということは恐怖でした。死にたくないのに死が隣りにあった恐ろしさは忘れられません。その恐ろしい時代から解放されて、ずいぶんと長生きさせてもらいました。

今でも死にたくはないですが、死ぬことをちっとも怖いと思っていません。ただ、死ぬときに苦しかったり痛かったりするのは嫌ですね。

こうやって入院して眠ったり起きたりしていると、妻と初めて会ったときのことや、観覧車にのったときのことなんかを薄ぼんやりと、ときどき驚くほどはっきりと思い出すんです。それに幼い頃のことが浮かんできます。フキノトウや魚とり、川での水浴び、お祭りや餅つきです。そういうことを思い出し、思い出ししながら死んでいくんでしょうね。どうせ通らなければならないのなら明るく通過しようと思っています。

私が悲しいのは、私が死ぬことで悲しむ妻を残すことです。（二〇〇六年）

# ブラジル

今から数年前、私はブラジルへ行った。田舎に暮らしていた八十歳の父は田舎の病院へ入院していた。肺気腫で死期は近かった。

父はブラジルへ行っている間に死ぬ可能性はあったが、予定はキャンセルすることはできなかった。ポルテアレグロの大学で南米のポルトガル圏での老年医学研修の講師を務めなければならなかった。ポルテアレグロ大学の教授の企画で、毎年日本の老年医学会の誰かが行っていた。

今もそうであるが、そのときも私は田舎の長男であった。弟に「もしも父が死んだなら、お通夜、葬式、よろしく頼む」と頼んで出かけた。

名古屋からロスアンジェルス、リオデジャネイロを経由して二十四時間の長旅であった。若くはないが、体重がありそうなスチュワーデスがワイングラスが空になるとワインをついでくれた。

ロスアンジェルスで二時間半の待ち時間があった。ブラジル行きの数人の団体の日本人と待合室でビールを飲んだ。彼らが言った。ブラジル人の主食は牛肉である。野菜はほとんど食べない。野菜の方が牛肉より高い。そして砂糖をよく食べる。

父は野菜をつくっていたが、饅頭が好きだった。

次に飛行機を降りたのはリオデジャネイロであった。機上でワインを連続飲酒した。空港では死にたいほどの憂鬱な気分であった。

時差の症候は鬱の症候であると、精神科の教授に聞いたことがあった。二日酔いの症状も鬱の症状に似ている。

その気分、二日酔いが原因なのか、時差によるものなのか不明であった。二日酔いとは「前日に飲みすぎた翌日の症状」であると私は確信しているが、時差が十二時間あると昨日と今日の境がわからない。確かなことは田舎の通夜や葬式は連続飲酒の宴である。

何とかポルテアレグロに着いた。

ホテルに着くと思った。そろそろお通夜がすんで葬式の頃か。日本に電話をしようか迷った。しかし何かあってもすぐ帰ることはできない。今から帰っても葬式は終わっているだろうと思った。

私は呆然としてホテルの窓から外を眺めた。外は雨だった。室内には一九七〇年代のＢＧＭが静かに流れていた。

次の日招いてくれた森口先生にお会いした。森口先生の調査によると、ブラジル人の個人の牛肉の消費量は日本人の二十四倍、塩は三倍、砂糖は五倍だという。

死因の一位は心筋梗塞で平均寿命は六十代の後半であるという。

死因といえば父はどうなったか。二日間の講義の合間、信州の中央アルプスを不意に思い出したりした。

無事役目を務め、ブラジルを離れるとき、自分で父の葬式をやり終えたような気分になった。肩の荷をすっと降ろした気分になって、機上でワインを飲んだ。

日本に帰ってみると父は元気であった。（二〇〇六年）

# 廃屋

「古里は遠きにありて思うもの」と、室生犀星が詩の中で言っているが、古里の生家がいつまでもあるとは限らない。

八十六歳のAさんは、私より二回りほど年が上であるが、私と気が合う。過日食事を共にして話がはずんだ。Aさんは十年前に奥さんに先立たれ、今は一人で生活している。彼は秋田の田舎の長男で、母親は小学校の先生であったが、二十年前に亡くなったそうである。Aさんは名古屋の郊外に住んでいる。生まれ故郷に似た信州への小旅行が、今や唯一の楽しみであるといった。

私は信州に育った田舎の長男である。母も父も亡くなっている。

信州は冬になると秋田のように、しんしんと雪が降る。春になると雪の中に水仙が咲く。

Aさんは信州出身の私に親近感を覚えるという。私も東北へ行くと生まれ故郷と似た雰囲気を感じる。六月の梅雨の雨上がりなど、信州と同じ匂いがする。

共通の思い出をもつ人間と話をしていると、忘れていたことが次々と浮かんでくることがあり、脳を活性化させることがわかっている。この原理を応用したのが回想法である。

Aさんと私は一度も生活を共にした経験はないが、季節への追憶は共通するところがあった。

「ところで秋田の生家は今どうなっているのですか?」と、私はぶしつけなことを聞いた。Aさんが言うには、彼の母の死後、生家は廃屋となり、今ではなくなってしまったという。

私の生家も両親の死後、廃屋となる道を辿っている。

私はAさんと別れたあと、ふわふわと名古屋の郊外の我が家へ帰った。

酔った目に古里のコスモスの花が浮かんだ。（二〇〇六年）

# 母

お盆は夏から秋に入る悲しい節目である。

お盆に家族を連れて田舎に帰る。秋風が立ち始めた田舎からまだ残暑の厳しい名古屋へ戻る。いつでも決まって得体の知れない、自分では制御ができない、例えば田舎の汲み取り便所で幼い頃に味わったような気分が蘇る。蛇やヤモリの脳の悲しさのような、逃れがたい悲哀の感情におそわれるのが常であった。

お盆は悲しい儀式であると私が明確に意識するようになったのは、母が死んでからであった。もっと前から、恐らく物心ついた二歳頃から、お盆は悲しい儀式であると、潜在的には植えつけられていたであろうと、今となっては思われる。

終戦はお盆の日である。

私の父は昭和十九年に死んでいる。戦死であった。私はそのとき、まだ一歳であったはずである。十九年の八月は父の新盆であったはずだ。悲しいお盆に村の人たちが集まったであろう。私の母は二十歳の未亡人、その一歳の子供、そして私にとっての祖父はその頃五十歳代の前半であったであろう。

一家の柱を亡くした三人は、新盆をどうやってやったのであろう。私には記憶の痕跡すらないが、お盆の悲しさはそのときにしっかり身についたのであろう。

母は、私が三十八歳のときだから、今から二十数年前の五月に、五十七歳で死んだ。胃がんであった。

私はその頃、母の死ぬ二年前からニューヨークに留学していた。母の命の終わりが接近しているのを知って、居ても立ってもおれなくなり、家族は妻と七歳と五歳の男の子であったが、ニューヨークを引き上げて日本へ帰ってきた。

母はすでに田舎の病院へ入院しており、終末期であった。帰国してから母が死ぬまでの三週間、私は信州の病院で母の病室で昼夜を問わず、付きっきりで母の傍にいた。病院の部屋とはいえ、久しぶりに母と同じ屋根の下で暮らした。それは私にとって心休まるひとときであった。母は私が帰って来るまでは気丈に頑張っていたらしいのだが、私が帰郷してから急速に弱っていった。最初は話もできて、私への気づかいもしていたのが、会話もできなくなり、最後の意思表示は眉毛がかすかに動くことによって保たれていた。

私は看病の間に生家へ帰り、庭で五月の駒ヶ岳を見ていた。庭には一本の柿の木があり、成熟途上の青い柿の実が頼もしく育っていた。かすかに柿の葉の匂いがした。柿の葉の匂いを送る五月の風のなかに私は、母を感じていた。

故郷を去って四十五年、名古屋の我が家の庭に柿の木を植える余裕はなく、柿の木はないが、五月になって庭に出ると、かすかに柿の葉の匂いがする。（二〇〇六年）

# 五月

久しぶりに風邪を引いた。

風邪と二日酔いは比較的自覚症状の強い病気である。そして両者の症状には似通ったところがある。全身倦怠感、微熱、頭痛、吐き気などの症状は両者に共通している。だから毎日が二日酔いであると、風邪を引いても症状の区別がつかない。

しかし、咽頭《いんとう》痛は二日酔いでは生じない。

その日も前日に酒は飲んだが、激しい咽頭痛がしたので風邪だと思い、大学の講義もなかったので朝から寝ていた。寝ていると屋根にポタポタと音がして、雨が降ってきた。雨が降ると、生まれ育った田舎を思い出す。

何かのエッセイで読んだが、雨降りが好きな日本人は結構多いらしい。私も雨降り

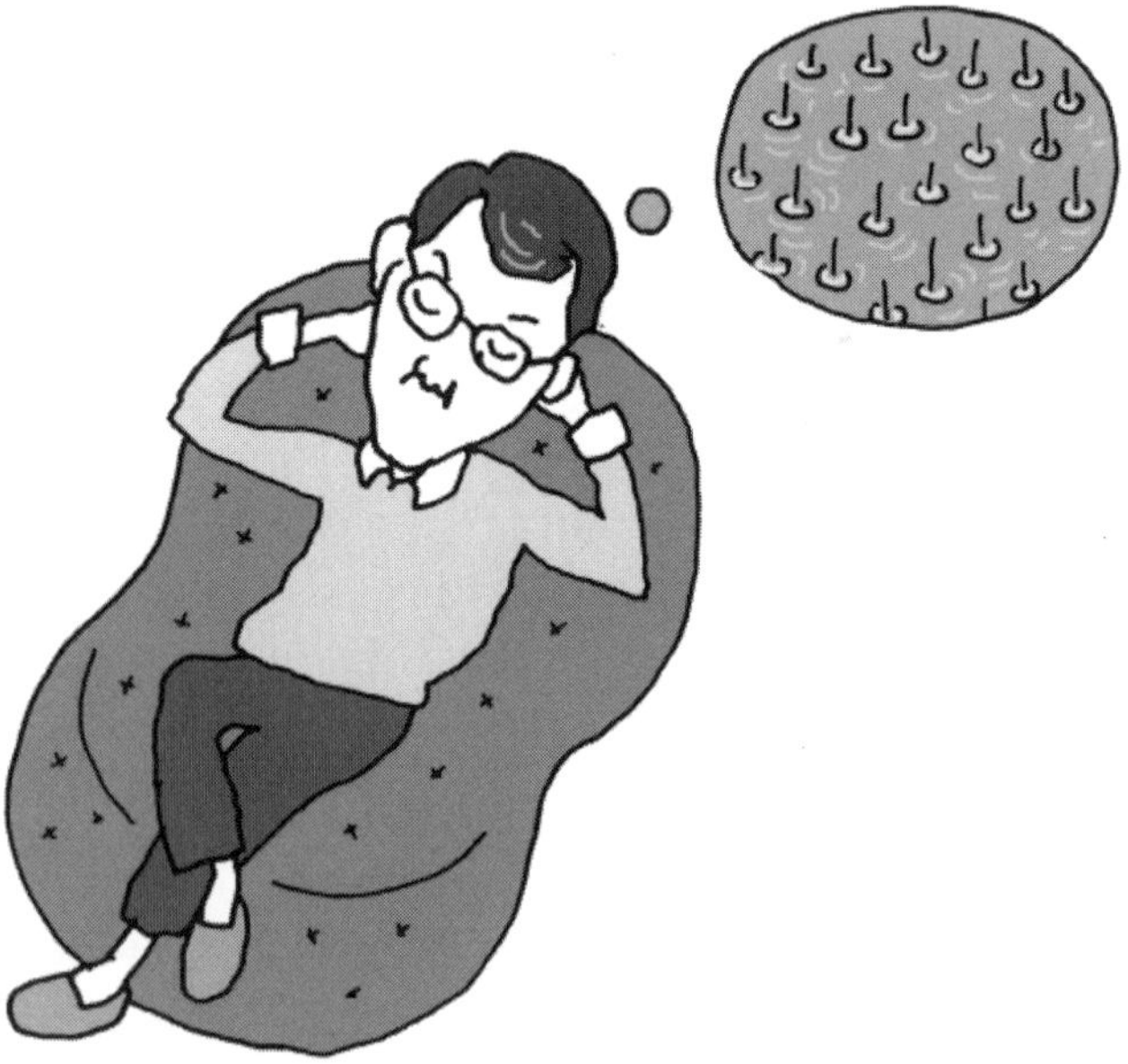

雨が降ると、母を思い出す

が好きである。雨が降り始めるとわくわくした気分になる。

私の幼かった頃、雨が降ると世界が変わったように思ったものだ。

六月の雨。田植え時の雨。しとしとと田植えの母の腰のあたりに降った雨。

夏の雨は入道雲から小石のように暴力的に落ちてきて、道路に白煙を巻き上げて通り過ぎた。

地表を濡らして雨が降り始めると、野良に出ていた母が飛んで帰ってきた。

母は、明けても暮れても畑にいた。畑で草取りをしていた。照りつける太陽の下で、もんぺをはいて手ぬぐいを頭に巻いて、とうもろこしの畑で草を取っていた。手ぬぐいで汗を拭いて、一緒に涙を拭いて草を取っていた。

母は赤ん坊の私を家の畳に寝かせて田んぼへ出かけ、田んぼの草取りをした。稲の穂に目をつつかれながら田の草取りをした。

雨が降ると、母は仕事をやめて家に帰ってきた。雨が降ると母が帰る、だから私は雨降りが好きになったのだろうと思う。

今でも雨が降ると、死んだ母が帰って来るような気がする。（二〇〇七年）

# お盆

田舎の旧盆が過ぎると、自然がそわそわとしてくる。まだ暑い太陽、それなのに、時折秋風に似た風がふく。まだひまわりが咲いているが、河原にススキがそよぐ。蝉は相変わらずうるさく鳴き、赤とんぼが舞う。季節の入れ替わりの時期だ。私はお盆が過ぎ、秋になるまでのこの時期に、いつもえたいの知れない居心地の悪い感情に襲われる。

幼い頃には楽しみにしていたお盆が去ってしまったからであると思っていた。名古屋に住み故郷を離れてからは、老いた親を田舎に置いてこざるをえなかった、罪の意識からであったと思っていた。

しかし、今となっては両親もいない。それでも八月の終わりには決まってあの情けないような、乾いた畑を這《は》う蛇が味わうような気分が私を襲う。やりきれない無常感と切なさはどこからくるのだろうか。

これは私が最近思いついた見解であるが、このお盆の後の気分の変調は、戦争にあるのではないかと思う。

私の実の父は、私が一歳のときに戦死している。

私が人生で最初に迎えたお盆は父の新盆であったはずだ。私の母はそのとき、二十歳であった。父の戦死による新盆を終え、母は私を背負って畑に出て草取りをしたに違いない。賑やかだったお盆の後に赤子を背負って野良に出た。孤独であったに違いない。うるさいほどに泣く蝉の声と、赤とんぼの舞う山の麓で母は涙にくれていた。だからこの時期になると、母親の背で刷り込まれ、私の脳の深部に密かに潜んでいた感情が出てくるのだ。

母はその後再婚して、私に年の離れた弟妹ができた。戦争を知らない彼らにも、この季節になると同じような気分の変調があるらしい。だから私の見解は間違っていると彼らは言うが、私は間違っていない。（二〇〇七年）

# 衣替え

この頃、夏でも室内は冷房で寒く感ずるときがある。講演会の会場や映画館で寒い経験をすると、次からはカーディガンや上着を持参する。

そのためかどうかわからないが、衣替えがずるずる過ぎて、冬服が次の冬まで洋服箪笥の同じところに吊り下げられている。

私たちの母の時代には、季節の変わり目には必ず衣替えがあった。冬の着物は次の冬に備えて箪笥にたたんで収められていた。虫除けのために樟脳を一緒に入れた。次のシーズンになると、箪笥から出された母の着物から樟脳の匂いがした。晴れ着を着けて外出するときには、母から決まって樟脳の匂いがしたものだ。

着飾った小母《おば》さんたちの衣服からも樟脳の匂いがした。樟脳の匂いは結婚式の匂い、樟脳の匂いは葬式の匂いであった。

以上のようなことを、ある講演の途中で息抜きのつもりで話した。講演の終わりに若い聴衆が質問をしてきた。「先生、ショウノウってなんですか?」。私は、小脳についての質問かと思ったが、よく聞いてみると、「樟脳って何ですか」という質問であった。樟脳を知らないというのだ。その後、大学の講義で確かめてみたが、樟脳という言葉を知っている学生は一人もいなかった。

私は今でもコンビニへ行けばいつでも手に入ると思っていたが、現在では匂いのする樟脳は生産されていないらしい。

あの樟脳の匂いは、私たちのかすかな記憶にしか存在していないのだ。菜の花畑の朧月夜の匂い、初夏の縁側の太陽の匂い、蚊帳の匂いなど、今ではもう経験することができなくなってしまった匂いがほかにもあるに違いない。(二〇〇七年)

# 駒ヶ岳

私の研究室は名古屋市の東に位置する比較的高いビルの六階にある。窓から天気のよい日には御嶽山がぼーっと見えることがある。しかし駒ヶ岳は見えない。気がつけば見えない駒ヶ岳や仙丈ヶ岳を探している。

子供の頃はいつも山が見える生活であった。東を見れば南アルプスが、西を眺めれば中央アルプスが見えた。天竜川は北から南に流れている。今暮らしている都会では、どちらが北で南なのか判然としない。太陽がどこから出てどこへ沈むのかさえわからない。

今は山脈の山頂の雪解け具合で季節を感じたり、川の流れを川岸から眺めることはない。

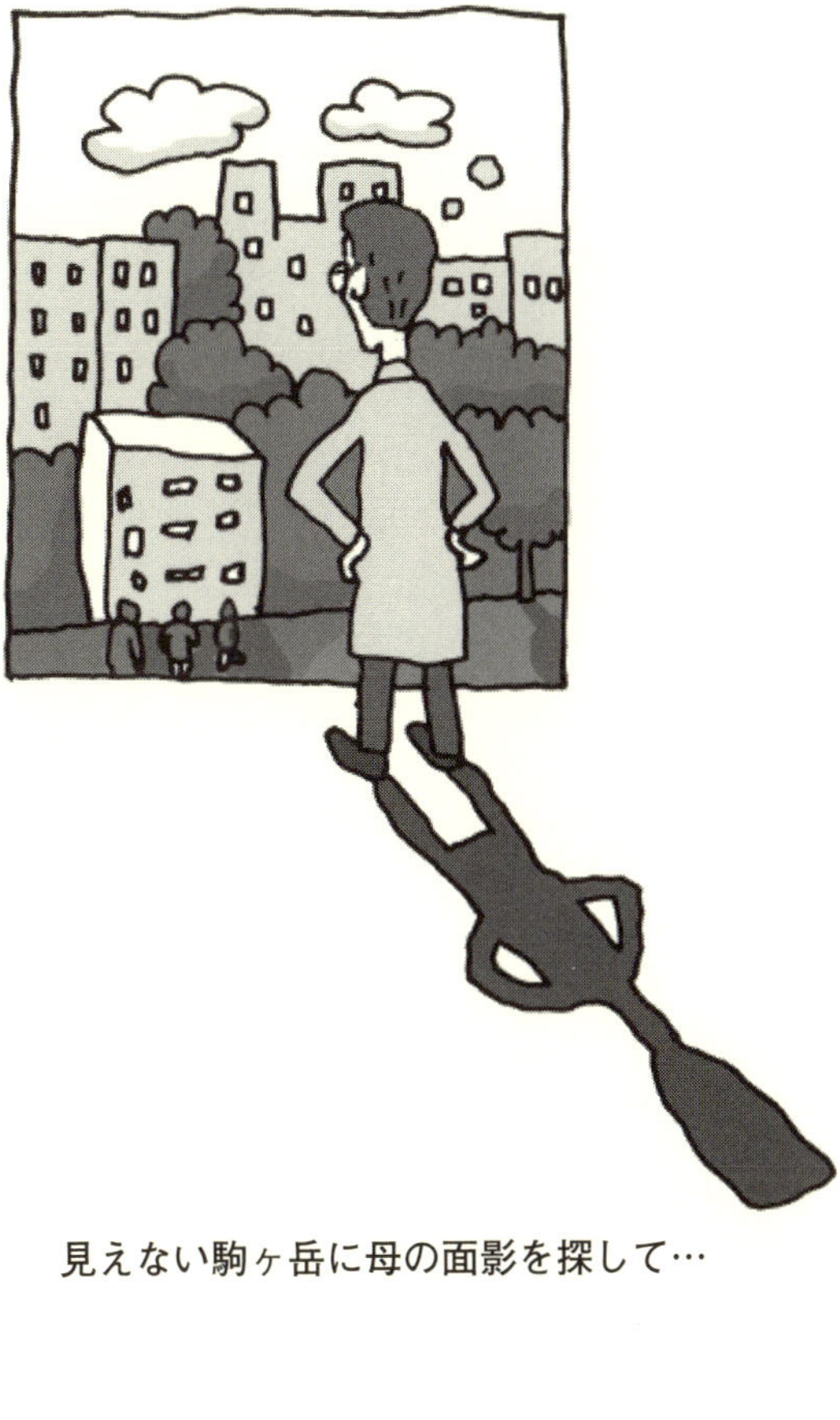

見えない駒ヶ岳に母の面影を探して…

信州を出て、名古屋での生活が信州での生活時間の二倍を超えた。しかし、名古屋での生活は昨日から今朝になったほどに早く、信州で暮らしていた頃の時間の方が数倍長く感じられる。

田舎を出てからは、都会の忙しさに紛れて、孤独を味わうことがなかった。あの頃はいつも孤独について考えていた。時間がたっぷりとあった。

窓を眺めれば観覧車が見える。都会に出てから結婚した。子供ができて子供を育て、孫たちが生まれた。

おひな様や鯉のぼり、子供たちも孫たちも私や妻の人生をなぞるように生きている。私に染みこんでいるレンゲソウや山桜は、彼らの中にも潜んでいるのだろうか。

私は母の死んだ年を超えた。

そして今、私の研究室に夕日が差し込んでいる。北の方角の、見えない駒ヶ岳のあたりに母の面影を探している。（二〇〇九年）

# Ⅲ　定年三カ月前

# 定年三カ月前

今日は平成十八年十二月二十九日である。来年三月で定年である。あと三カ月でこの大学を去ることになっている。そこで、最終講義はどうする、退官祝賀会はどうする、さらに大学を去るにあたっての感想文を書けと、あちこちから言ってきている。その一方で私はまだ現職の病院長であるので、来年の年頭の所感を書け、新年の挨拶を考えておけ、とも言われている。

年の始めの挨拶では、私の存在しない射程距離を目指して希望のボールを空に向かって放り投げる役割を果たさなければいけない。

そして、この先、この病院で何が起こるかわからない。今まで何度か地雷を踏むような思いを経験してきた。これから先、地雷を踏まないという保証はない。私が無事退官できるかさえわからない。何しろまだ三カ月も残っている。

私の知らないところで何かが起こり、私は責任をとって辞任しなければならないことだってあるかも知れない。懲戒免職処分を受けるかもしれない。

というわけで、私の心は乱れるのだが、定年の前の感想を書けと言われるので以下のような感想を書いた。


皆様長い間ありがとうございました。これで無事退官いたします。いやそうなるであろうと思います。思い起こせばこの病院に二十五年おりました。二十五年とは、年金を受けることができる最低の年限であります。あと三カ月無事に勤めれば、私もわずかな年金をもらえます。そういう事情がありますので、どうか私を最後までここに置いておいてください。

改めて二十五年を思えば、行く年来る年、年末に、良い思い出はありませんでした。

ちょぼちょぼと締まりの悪い水道の蛇口から漏れてくるような後悔を、精いっぱい締め付けて思い出を封じる人生でした。

と書けば暗い人生であった印象ですが、次のように書くことができます。

この二十五年間毎日楽しい思いをさせていただきました。今、私には少しわかりはじめています。この病院に働く人々は明晰な頭脳をもち、優しい気持ちをもち、いわれのないことに同調はしないが、論理的に整合性があることなら苦労は厭《いと》わない人たちの集団です。

私は幸せだった。

真実はあっちに行ったりこっちに来たりでした。（二〇〇六年）

# 定年まぢか

いよいよ私も定年であります。日々の忙しさに紛れて定年は漠然としていましたが、最近さすがに実感するようになってきました。次年度の日程を決めなくてはならないときに、私は来年はここにいないのだと、少し寂しい気分になります。五月の連休、夏休み、正月、私はこの病院にいない。毎年おこなわれている行事に私は参加しない。今年の反省をいかして来年は、というその場に私はいない。皆で、怒ったり喜んだりする、その場に私はいない。

一方で私には恍惚感もあります。私の身に余る、私の実力を超えた職に就いているようなことが多かったと思っています。

能力以上の立場に立たされたと思うことが多かった。小さな風船に息を吹き込みながら辛うじて破裂させずにここまできました。針を刺せばたちまち破裂する風船でありました。そろそろ膨らみ過ぎて自爆しそうであります。ひょっとしたら破裂する寸前に風船の出口を開けてやることができるかなと、最近かすかに希望しております。私が病院長になったときは、法人化の初年度であり、背負いきれない難題を抱えていました。解けそうもないよじれた糸の前で茫然とすることがありました。

私はまだ渦中にいて客観的に名古屋大学附属病院を眺めることはできませんが、少なくとも信頼できる人間たちの集団であると思っています。投げたボールは必ず返ってくる。話し合えばわかりあえる。妥協も知っている。相手の傷の深さもわかる。上質な集団であります。

これからは、わくわくした下り坂を降りていこうと思っています。上りに見えなかった花も、ゆっくり下っていけば見えるかも知れないと期待しています。（二〇〇七年）

# 定年を迎えて

長い間名古屋大学においていただきました。若いころは大学で定年を迎えるなどとは思ってもいませんでしたが、大学で定年になります。私たち医学部の同期の友達の多くは開業しております。この人たちには定年はありません。勤務医として病院に残った者や、私のように大学病院に残された者には定年があります。

開業している友人を羨《うらや》ましいと思うこともありますが、彼らに言わせると、自分で定年を決めなくてはならないのも結構辛いものであると言います。確かにずるずるといつまでも同じ職業に留まることは、世の中のためにはなりそうもありません。それに、本人にとっても好ましいことではなさそうに思えます。だから、強制的に定年を迎えさせる制度は悪い制度ではないかもしれません。

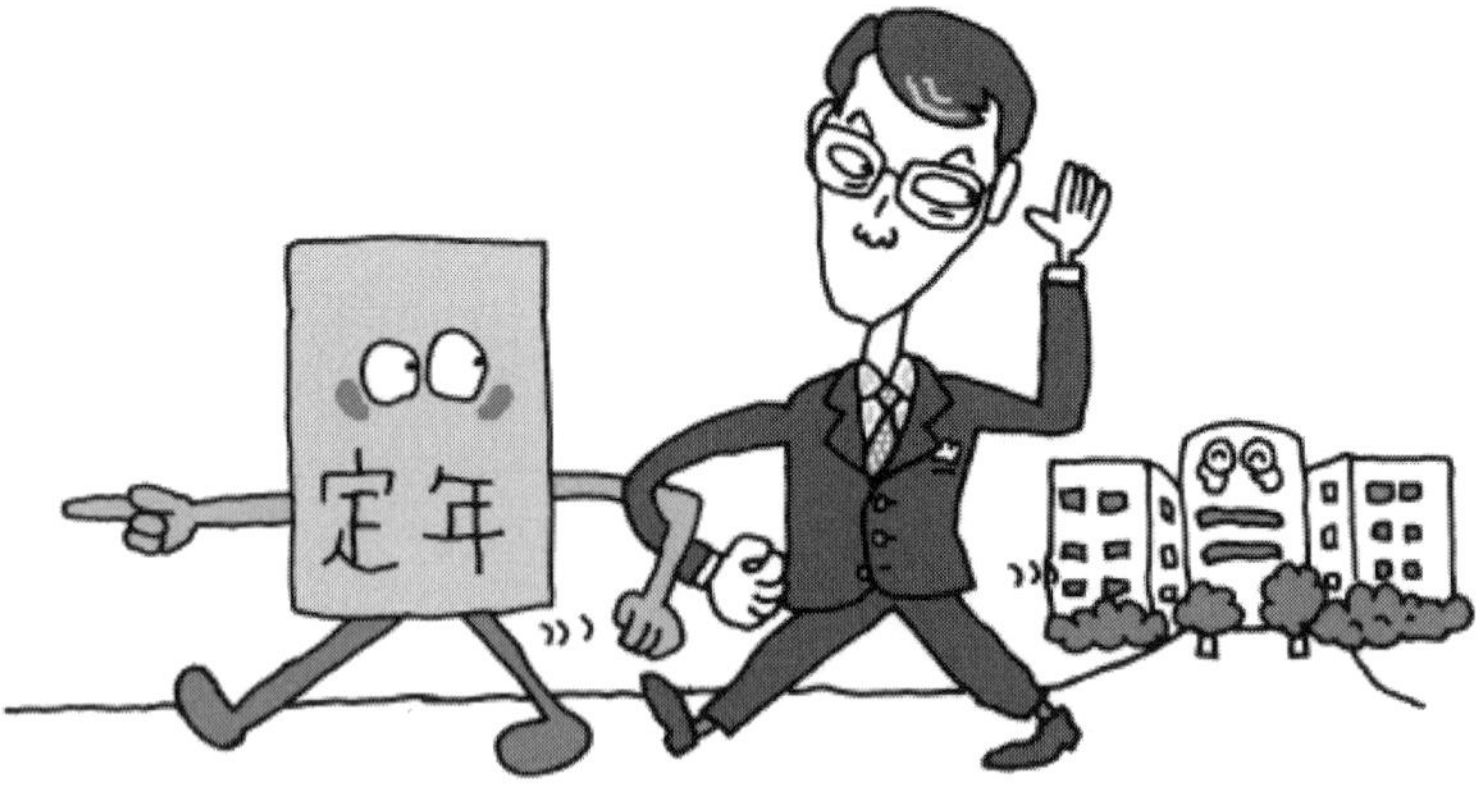


大学で定年を迎えるなんて思ってもみなかった

しかし、長年いた大学を去ることは寂しいものです。かといって今の仕事を続けたいとも思いません。叶うことなら、病院長を辞めて、そして教授も辞めてフリーの立場で大学へ通いたいと思うのですが、そうすると若い者から煙たがられることは明らかであります。

長年老年医学をやって講演などを通して、老後の過ごし方などを一般大衆に説いてきたのでありますが、言ってきたことが自分には当てはまらないことがわかりました。自分に当てはまらないのなら他人にも当てはまっていなかったのではないかと、今頃になって思っています。（二〇〇七年）

# はしか

はしかが流行している。予防接種の効力が落ちてきた思春期の青年たちに流行っている。はしかは感染力の強い急性疾患で、予防接種が始まるまでは数年ごとに流行していた。発熱、咳、結膜炎、コプリク斑といわれる口腔内に出る発疹と皮膚の発疹を特徴とする。

予防接種がなかった頃にはほとんどの若者がこの病気を経験していた。

一定の潜伏期があって急に発症する。風疹などに比べて重い病気であり、ピーク時には熱は四十度を超えることもある。声はかすれて、太陽がまぶしく、目は結膜炎で赤くなる。

昔の人は若者が恋に陥ると、「はしかにかかったのようなものだ」と言った。

恋とはしかの共通するところは、死ぬかと思えるほどに重症に見えるが、一定の期間が過ぎると症状が嘘のように消えてしまい、何事もなかったように元に戻ることである。

はしかは一度かかると、二度とかかることはない。終生免疫ができるからである。恋も同じで、違う人に恋することはあっても、同じ人に二度熱を上げることは稀である。定年退職した記念に妻と旅行に出かけた人は多かったに違いない。「はしか」にかかり結婚して、いろいろのことがあって、定年になった。妻と数日間、朝から晩まで一緒にいたことは、新婚旅行以来初めてであった人もいたかも知れない。

飛行機の座席で、お互いの顔をじっと見つめるのは久しぶりで、「こんなにふけたなんて」と、そう思ったに違いない。顔全体を見ると、お互いに老いたが、妻の目だけ見れば美しい。唇も唇だけを、耳元も耳元だけを注視すれば昔の面影を残している、と感じた人もいたかも知れない。

病気の「はしか」の症状は忘れてしまうが、恋の症状はかすかに思い出せるのである。(二〇〇七年)

# 辞めて一年

大学を辞めてそろそろ一年経とうとしています。辞めてから何をしているのか、どのような心境なのかを書きなさいという時報部（大学医学部の新聞を発行している）からの依頼であります。ここにその後の私について書かせていただきます。

私は皆様の前から消えてから、女子学生の多い所で生活しています。

私がその職につくことが決まった当大学において、すでに一年の授業計画ができていました。そのおかげで、私は週二回の講義と一日の外来診療だけが私に課された仕事でありました。

残された時間は何をやっていてもいいわけで、この医者不足の折に申し訳ないことですが、私にとって夢のような境遇でした。

私は毎日十五キロを車で通勤しています。朝、サークルKに寄って、新聞を買います。ほとんどの新聞は一三〇円ですが、日経だけは一四〇円であることを知りました。そして、おにぎりを買います。サラダや稲荷ずしも買ってみましたが、見た目ほど美味しくないことが判明してやめました。

コンビニでお金を引き出せることがわかりました。通帳の記入には暗証番号が必要ないことも判明しました。

大学へ着くと、一人で自分の部屋に籠《こも》っていました。環境が変わり、一日中誰とも会話を交わさない日も珍しくない状態になりました。

責任がない暇な時間は久しく経験したことがなく、うれしい限りでありました。書きたかったエッセイなども、書く時間は十分にありました。しかし、大きな矛盾に気がつきました。暇を利用して何かをすると、暇ではなくなるということであります。暇を謳歌するには暇でなければならないということであります。

しかし、これは言い訳であって、実際は脳が休んでしまい、物を書くというような生産的なことには弾みがつかなかったのであります。この状態は環境の激変による一種の鬱状態ではなかったかと、今では思っています。

当時の医学部長に、退任後は絵画をやりなさいと、水彩画の道具一式をいただき、私は私の新たな才能が発見できるかもしれないと、わくわくしていたのですが、結局今日に至るまで、道具はそのまま眠っています。

講義は十八歳の女子大生が対象です。彼女たちはあまりに若く、この頃では女性とは五十歳を過ぎた人のように思え、老婆の患者を診るとほっとします。医学部のときには通じた冗談がまったく理解されませんでした。人を笑わせようと思って話をして、自分だけうれしそうに笑って、聴衆がしらけているのは、バツの悪い思いをするものです。私はそのような体験を何回も繰り返し、トラウマになっています。

さて、半年を過ぎてからは、大学が暇にさせておいてくれるわけはなく、忙しくなってきました。

忙しくなれば、ようやく念願の水彩画に取り掛かれるかと思っています。

最後に私の得た教訓です。暇は手に入れるものではなく、求めるものです。（二〇〇八年）

# バレンタインデイ

今年の二月十四日に、前の職場の女性職員の皆さんからバレンタインデイのチョコレートを郵送でいただいた。手紙は付いていなかったが、彼女たちが書くとしたら次のような文章になったであろうと思われる。

「拝啓、井口先生。今年の冬も乾燥して先生の体の痒《かゆ》みも激しさを増しているのではないかと想像しています。老人性掻痒症《そうようしょう》だとうかがっています。その病気は掻かないのが最良です。掻かないようにお願いします。

老人の歯槽膿漏は万病の元であり、歯磨きは老人の肺炎を防ぐのであると言って、先生は長時間かけて歯を磨くのが趣味でした。私たちは先生のことを歯磨きフェチと呼んでいました。最近、歯磨きは長くやっても歯がなくなることはないということがわかってきたようですので、できるだけ長く磨いてください。

さて、今年もバレンタインデイの日をむかえました。毎年先生にはチョコレートを贈っていましたが、今年は定年退職されたのですから止めておこうかと思いました。でも先生はひがみっぽかったし、最近ますますひがみっぽさが増していると聞きましたので、皆で相談して送ることにしました。

思い出せば、先生はバレンタインデイのチョコレートにことのほかご執心でしたが、数を集めるのに困難を極めていました。そのことを知って先生のところに来る外来の高齢の女性たちは、病院の売店でチョコレートを買って先生に届けていました。売店には一つの種類のチョコレートしかなかったので、先生のいただいたチョコレートは皆同じチョコレートでした。

先生はそうやっていつも皆に哀れみを受けていました。だから今年もチョコレートを贈ります。

チョコレートを食べた後は歯を磨いてください。敬具」（二〇〇八年）

# ホワイトデイ

定年で退職した職場の同僚の女性たちからバレンタインデイのチョコレートをいただいたお礼にホワイトデイにデパートへ行って、ハンカチを送った。その彼女たちからのお礼の手紙である。ただし、私の書いた想像上の産物である。

「拝啓。今まで先生からは、ホワイトデイに何もいただいたこともないのに、今回はかわいいハンカチをありがとうございました。先生が、デパートへ行って送ってくれたのですね。この頃一人でデパートへ行けるようになったのですね。この前は、トックリのセーターを買いにトックリのセーターを着てデパートへ行ったら、店員さんに、お客さん、着ているセーターの前と後が反対です、と言われたそうですね。

その帰り、デパートの食堂で昼食を食べたときに、周囲に老人が多いのを見て、高齢社会を実感したそうですが、その日はウイークデイで、デパートでお昼のご飯を食べるような暇な若者はいません。

高齢女性はグループで、男性は一人でというパターンが多いのを、先生は一人でラーメンを食べながら発見したそうですが、男たちが酒も飲まずにグループでおしゃべりをする習慣がないことも昔からわかっていました。

先生は女性グループの他愛のない話を聞きながら、幸せな気分になったそうですね。

私たちは、来年先生へのチョコをどうするか、まだ決定していません。その課題そのものを検討するのを忘れる可能性が高いと思います。忘れてしまっても私たちは先生が好きです。敬具」（二〇〇八年）

# Ⅳ　老年同士の出会い

# 老年同士の出会い

イギリスの作家E・M・フォースター（一八七九―一九七〇年）は、『老年について』（みすず書房）という著書の中で老人と老人の出会いの関係を三つに分類している。

1　久しぶりに再会した老人同士

若い頃、青春をともに生きて、久しぶりに再会した老人たちはお互いに悲痛な思いを味わうものだという。若い頃のイメージをもって出会うので、そのイメージと年老いた現実の容貌との落差に当惑する。お互いに「自分はあんなになっているはずがない」と思うのだが、実際には「自分もあー見えるのか？」と、がっかりする。消えてしまった青春時代の面影を探そうと努力をする。それから再会の喜びを分かち合う。

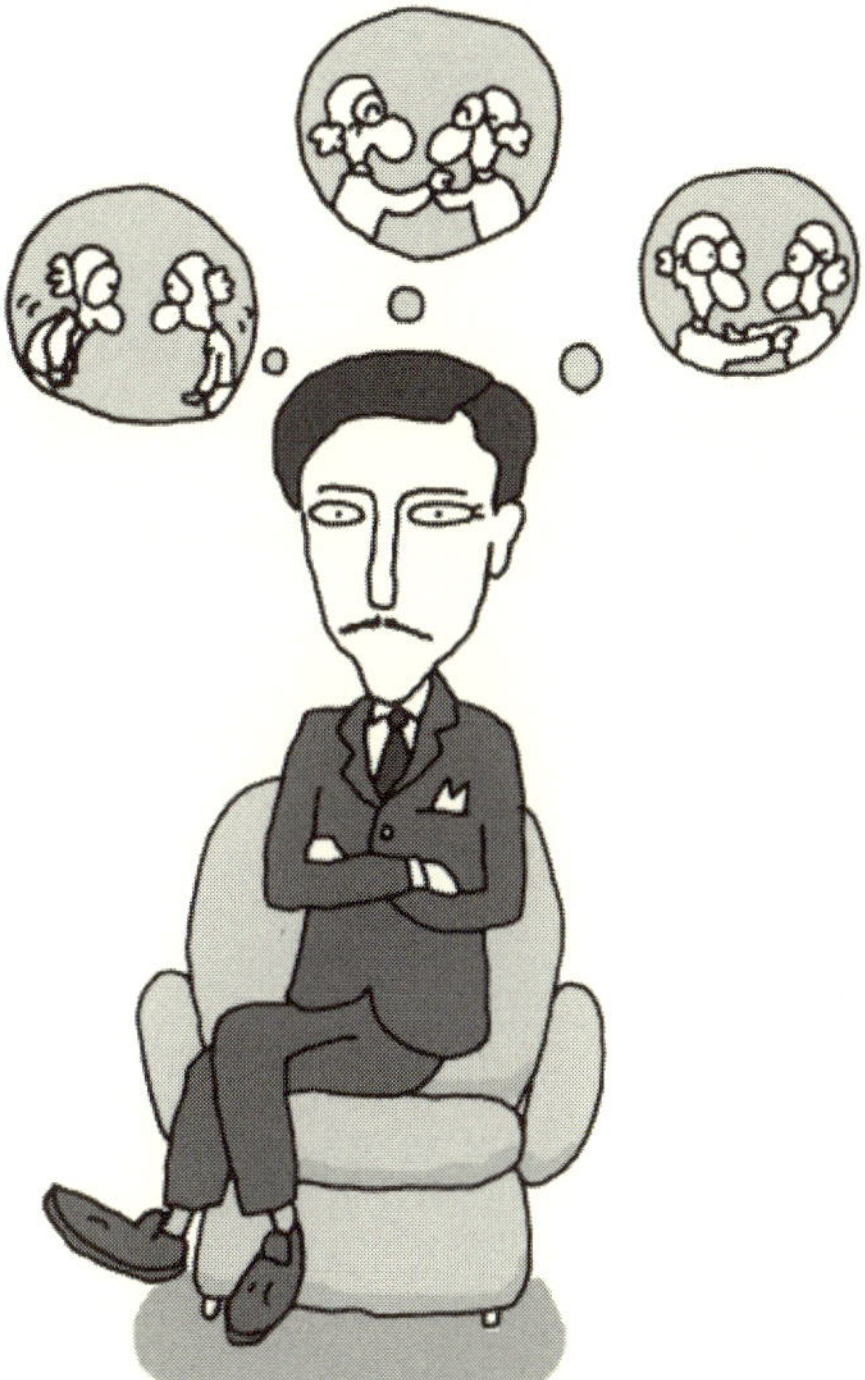

フォースターは、老人と老人との出会いを三つに分類している

## 2　一生つきあっていた老人同士

長い間にわたって一緒に年を重ね、これからも会い続けようという老人たちである。典型的なのが子供や孫に囲まれた幸せな老夫婦である。これを生み出せない文明はすべて失敗である。人類の真の歴史は人類の愛情の歴史である。これに比べれば他の歴史などはすべて偽りである、とフォースターは言っている。

## 3　初対面同士

初対面同士は年齢の探り合いである。我々は年を取れば取るほどに個人差が大きくなり、年齢がわからなくなることを知っている。

話は少しそれるが、自覚的年齢が実際の年齢（暦年齢という）よりも若いと思っている人は長寿であると、多くの研究者が報告している。

そこで私の結論だが、老人はしょっちゅう鏡を見るのがよい。自分の顔でも、久しく見ていないとその変貌に驚愕するものだからである。

鏡の前で、ちょっとはすかいに眺めて、うっとりするのが一番よい。（二〇〇五年）

# 携帯電話

私は携帯電話を持っている。

私のような者が使いやすいように、文字が大きくて、電話以外にはできるだけ機能のついていない携帯電話を持っている。携帯電話を持って外出するのは稀であったが、「外出の時には携帯を持っていってください」と秘書に言われ、携帯するようになった。

私の携帯電話の番号を知っている人は少ないので、ほとんどかかってこない。しかし、例えば講演をしている最中にかかってくる。私はびっくりして聴衆の眼前で電話をとると、間延びのした声で「今どこにいます?」と相手は聞いてくる。

電話とは固定の場所にあるものと思っているので、滅多に鳴らない携帯電話が鳴ると徘徊老人が居場所を探し当てられたような気分になる。そこで、「今、食後の散歩で鶴舞公園を散策しています」などと言い訳をして、さらに謝る必要もないのに「申し訳ありません」と言ってしまう。

老人は概して携帯電話が苦手である。若者のように簡単に扱えないというのが表立った言い訳であるが、潜在的には情報を得ることへの不安があるのではないだろうか。

情報を共有することは重要には違いないが、そのことによる不安も生まれる。この世の中の情報のすべてを得ることはできないことを、老人は知っている。それに情報とは、送り手の思いが必ずしも受け手に正確に伝わるとは限らないものである。

私の場合、携帯電話の待ち受け画面に孫の写真を使っているのだが、委員会で隣に座る同僚に見せて、「彼女だ！」と自慢してみせると、同僚は「孫か？」と冷たく言って、相手にしてくれない。（二〇〇五年）

# 老人性掻痒症

Iさんは若い頃はそうでもなかったが、年とともに風呂好きになった。最近風呂に入ると痒《かゆ》い。ことに今年の冬は痒かった。大腿部から内股にかけて風呂に入ると痒くなる。そこを掻《か》いていると腹のあたりが痒くなり、さらには右手も左手も届かぬ背中も痒くなる。背中の痒さが箱庭の山の頂上に鎮座していて、ここまでおいでと言っている。

掻けば掻くほど痒くなることは、わかっていても止められない。掻いても掻いてもどこかもっと未知の部分が痒い。

ストレスがあると痒くなるのか、ストレスがあるので自制できないのかわからないが、とにかく痒い。

痒みの反射は掻くことから始まる。そして痒みの反射が成立すると止まらなくなる。だから、入院させて二、三日ベッドに縛り付けておけば完全に治ると皮膚科の医者は言う。それほどまでにしなくても、と思うが、しかし「私を縛って」と思うほどに痒い。

痒みには、いったん皮膚に痒みが発生し、掻き続けると皮膚が刺激され、さらに痒みが増すという痒みの悪循環がある。

なぜ掻くのかと妻に言われるが、なぜといっても痒いから掻く。老人性掻痒症である。老人の定義は難しいが、痒みは定義するまでもない。

痒みの原因にはいろいろある。虫刺され、白癬《はくせん》、疥癬《かいせん》、蕁麻疹《じんましん》、湿疹、薬疹。老人であって、明らかな原因が見つからない場合、老人性掻痒症と診断される。脂と汗の分泌が少なくなり、皮膚が乾燥しやすくなっているのが原因である。

低温で湿度が低い冬がいけない。

入浴回数を減らし、熱い湯を避けて、石鹸はなるべく控えめにすることが重要である。女性に嫌われるようになることが肝要である。（二〇〇六年）

# 肥満

人は他人に「肥《ふと》ったね」と言われると、気分を悪くする人が多い。医学的に問題のない肥満度であっても、自分は肥っていると思っている人の方が多いからである。ことに、現代の女性の多くは痩せ願望をもっている。だから「肥ったね」と他人には滅多に言わない。

しかし、「痩せたね」とはつい軽く口に出してしまうことが多い。

私のように見るからに痩せていると、「痩せているね」と、しょっちゅう言われる。「また痩せたね」ともよく言われる。私は昔から痩せており、「また」痩せたのではなく「ずっと」痩せていた。だから、「痩せたね」だけなのであれば許せるが、「また」がつくと、許せない気分になる。医者であっても、他人に言われると自分ががんにでもなったのか、と不安になるからである。

だから、私は肥ったねと言われるとうれしくなるのだが、肥満は健康によくないことは確かである。

最近では肥満に加えて高血糖、高血圧、高脂血漿などが重なった病態をメタボリックシンドロームというようになった。そのような症候を呈すると動脈硬化が促進されて、心筋梗塞や脳卒中などの病気の原因になることははっきりしている。そして将来、寝たきりや認知症になる可能性が高くなる。

しかし、この事実は若年から中年にかけてのことである。七十歳を超えると事情は異なってくる。高齢者になると、少し肥満気味の方が長生きするというデータも出てきた。痩せている人の方が短命なのである。

病院の廊下を歩いていて、元気でポッチャリとした看護師さんに出会うと嬉しくなる。この過酷な労働環境の中でよく頑張っている様子が見えて、うれしくなるからである。「よかったね、肥って」とつい声をかけたくなる。

しかし、私は絶対に口に出しては言わない。（二〇〇五年）

# 運動

Nさんは七十八歳である。五年前に夫が亡くなった。夫は長い間介護が必要であったので、Nさんは夫が亡くなるまでは外出さえままならぬ日を過ごしていた。

Nさん自身も多くの病気を抱えている。四十歳から六十歳の前半までに乳がんの手術、子宮筋腫の手術、片方の腎臓摘出、すい臓の手術を受けた。満身創痍である。そのうえに甲状腺の病気と糖尿病まである。さまざまな症状に悩まされていた。

Nさんが七十三歳の時、夫が亡くなった。長年の介護の生活から解放された彼女は、毎日卓球をするようになった。ほとんど毎日卓球場へ出かけ、夢中になった。多くの友人ができ、彼女はみるみる明るくなった。今でも月に一度は医者にかかっているし、病気のためにさまざまな症状が出てくる。時折両足はポンポンに腫《は》れる。

しかし、よく眠れるようになり、食欲も旺盛になった。そして、精神的にたくましくなった。運動するようになって人生が変わったとNさんは言う。家族も友人たちも皆そう思っている。

Nさんと接していて私は思う。年なんて問題じゃない。何歳でも体を鍛えて元気になれる。

アメリカを代表する老化研究である「マッカーサー研究」によれば、老化の歩みをとめる方法は意外なほど単純で、欠かさず運動することであるという。そして加齢による肉体の衰えは、たいてい運動によって対処できるという結果を出している。

かなり高齢で弱っていても、ほとんどの場合、筋力や平衡能力、歩行能力は高められる。そしてNさんが実証したように、運動は何歳から始めても、どのような健康状態からでも老化を防止できると結論している。（二〇〇七年）

# ストレス

年をとるにしたがい、ストレスが少なくなればよいのだが、残念ながら老人といえどもストレスを避けて生きることはできない。

二十世紀の半ばに、カナダの生理学者ハンス・セリエは、ストレス反応について、次のように述べた。「どのようなストレスも生体に生ずる反応は同じである」。体への痛みも心の衝撃も、どちらも大きなストレス刺激であれば、同じように体は反応するといった。

向う脛《ずね》を机の角にぶつけた場合には、少々の痛みで済むが、自転車で転んだときになどは、心臓は踊るように脈打ち、血圧が上がる。ゴミを出すのを忘れ、妻に叱られた場合には少しの心の痛みで済むが、自治会の役員会で会計の間違いを指摘されたときは、同じように心臓は踊るように脈打ち、血圧は上がる。

確かにストレス反応は、どのようなストレス刺激でも刺激が大きくなれば誰にでも同じような反応が生ずる。肉体の受けるストレスも心の受けるストレスも、脈拍が上がり、血圧も上がり、体の反応は同じである。

しかし、この反応は、大きなストレスを受けたときの反応である。ストレスの種類はセリエの生きた時代と違ってきている。多くのストレスは、ジワジワとした小さなストレスである。小さなストレスに対する反応は同じではない。経済的に追いつめられた人では、胃潰瘍になる人もいれば、高血圧になる人もいる。大部分の多くの人は、とりあえずどのような生体反応も示さない。

ストレスは、体の反応として発散してしまえばいいが、潜在して溜まると、社会に対して不信感がつのり、恨みをもつようになる。(二〇〇九年)

## 正常な老い

私の健康診断の結果が出た。望ましい体重から二〇％以上もやせているので、ご注意という報告であった。現在では、肥満の程度はBMIと呼ばれる肥満度指数で表現されることが多い。BMIは体重（キログラム）を身長（メートル）の二乗で割った数値である。この数値が二〇—二五の間にあれば正常と判断される。

望ましい体重とは、あなたの年齢であればこのくらいの体重が最も長生きしますよ、という体重である。だから、私の今の体重では私の予測可能な最長寿命を達成できませんよ、ということである。

検診には他の結果も出てくる。血糖や血圧の結果も知らされる。そして血糖や血圧も理想的な値が参考として記してある。その値から外れると異常ということになる。

それでは正常値はどうやって決めているのかと聞かれると、これがなかなか難題なのである。正常値を決めるには正常者の値が必要であるのだが、そもそも正常者とはどのような人を指すのか、定義が難しいからである。

望ましい体重は年齢により変わる。他の検査値の正常値も年齢により変わった値にすべきかどうか、医学会でも議論が分かれている。

例えば、加齢にしたがい血糖値は自然に増えることが知られている。血圧も年をとれば高くなる。だから、年寄りには年寄りの正常値がいるのではないかという意見がある。

しかし、正常な年寄りとはいったいどのような年寄りかという難題にぶつかる。個人のデータを生涯にわたって追跡調査している研究を長期縦断研究というが、その研究が完成するまでは加齢に伴う正常値は決まりそうもない。

最近では正常値という言葉は使わなくなっている。そもそも人が人を正常と異常に区分することなどできないからである。（二〇〇五年）

# 格好いい老人

私の勤める病院の隣は鶴舞公園である。春になると桜が咲き始め、そのうちに満開となる。三月には卒業式があり、学生が巣立っていく。四月には入学式があり、新入生が入学してくる。私はあと何回桜の花を見れるかなと、この頃思う。

桜の花の下を歩いて私の外来に通院している患者さんは、初めて病院に来た頃は若くて美しかった。私も若くて格好よかったと思う。患者さんは年をとった。私も年をとった。「先生のおかげで今日まで生きてこられました」と言われるとうれしくなる。私も患者さんのおかげで今日まで生きてきた。

医者の生活は不健康で歩くことが少ない。医者の不養生とはよく言ったものだ。私の姿を見て、「先生、大丈夫ですか?」と患者さんが心配してくれるときもあった。

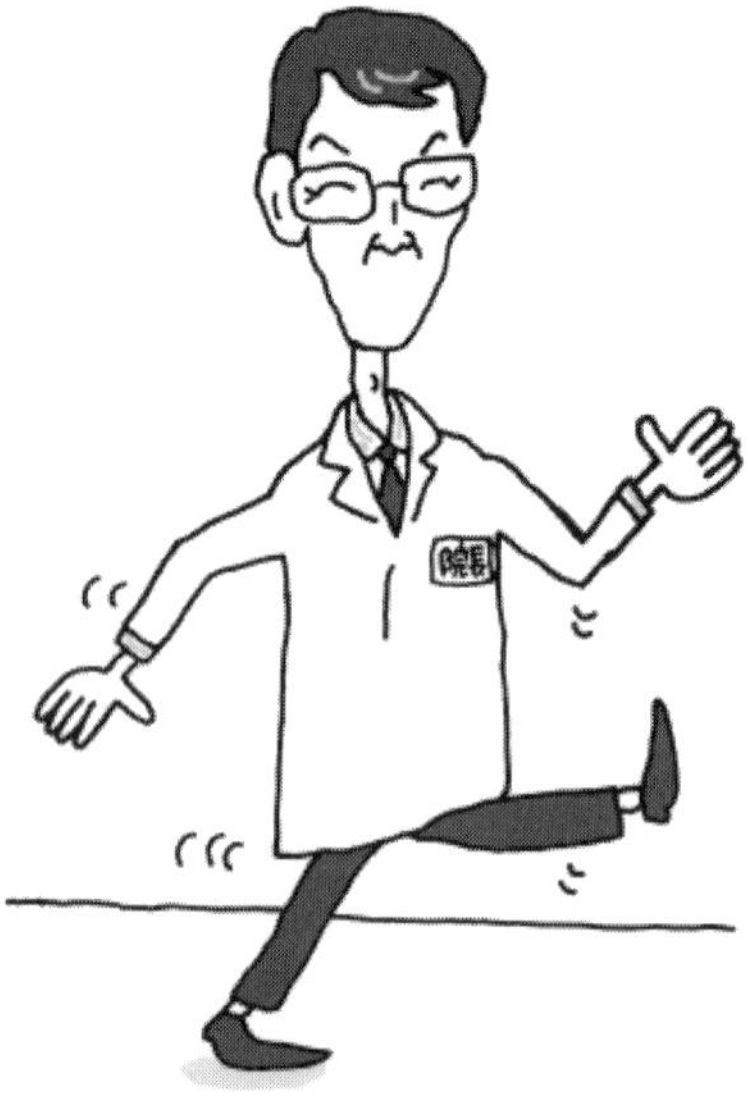


患者さんも私も、格好いい老人になることが目標

二日酔いでマスクをして診察しているときなど、患者さんは真剣に心配してくれた。私は病院長になって下肢の筋肉が増えてきた。病院の中を歩く機会が多くなったからである。今までは万歩計をつけても目標の歩数に足りないことが多かったが、今では六千—七千歩は歩いている。

年をとると個人差が広がる。そのかなりの部分が遺伝的素因によると考えられていた。

しかし最近では、食事や運動などの生活習慣を改善することにより、男性で十六年、女性で二十三年間もの寿命延長につながるという報告も出てきた。

よりよく老化した人とは、若いときにつくった機能を持ち続けることができた人であると思われていた。しかし、最近では老人でも鍛えると機能が増えることが可能であることがわかってきた。

患者さんも私も、格好いい老人になることが目標である。

そういえばこの頃は患者さんが私に、「お大事に」と言って診察室を出ていくことが少なくなった。（二〇〇五年）

# 愛知万博

私は愛知万博にとうとう行かなかった。

最初の頃は、予想を超える入場者であるという報道に、人出が少なくなったら行こうと思っていた。夏になると万博へ行った高齢者が脱水で私の病院へ入院してくるようになったので、夏はやめて秋になったら行こうと思った。終盤になると混雑は想像を絶するようになり、尻込みしてしまった。そうこうしているうちに終わってしまった。つまるところ私は行きそこなった。

終わると万博を懐かしむ人たちの声がテレビに映し出され、新聞記事にも万博の余韻が感じられた。私の周囲も万博の話で盛り上がった。

祭りの終わった寂しさを共有できないのは、私だけであった。私は取り返しのつかない過ちを犯したような気分になった。

そこで、行かなかった人を捜してみることにした。この人ならたぶん行かなかったであろうと思う人にあたりをつけて聞いてみると、「行った」と答えた。私は落ち込むばかりだ。

七十歳代の糖尿病の患者さんは三十回以上行ったそうだ。その患者さんは万博会場を歩くことにより、糖尿病のコントロールがよくなってきた。万博効果と私たちは言っている。

しかし「万博が終わってしまい、生き甲斐がなくなって真剣に悩んでいる」そうである。悩んでいるのは私だけではなかったと知って、ほっとした。

人の悩みには「いろいろある」ことがわかったのも万博効果であった。（二〇〇五年）

# 真の自由

私たちは見知らぬ人に出会うとき、無意識のうちにその人の年齢を探っている。

多くの場合、老人の年齢は当たらない。一歳と二歳の区別は容易にできる。小学校の一年生と三年生も区別できる。中学生と高校生の差もわかる。人は共通の遺伝子をもっているので、成長の段階ではメリハリをもって年齢とともに変化する。成長期には、遺伝子が体と心を誘導している。

成長して、子供を産んで育てるまでは遺伝子が面倒をみている。しかし、女性でいえば閉経までは遺伝子に引率されているが、それ以降は計画されていないと考えられている。子孫を後世に残した後のことは計画外、ということだ。

生命体は、遺伝子を後世に残すために存在するに過ぎないと考える説を「個体乗り物説」という。遺伝子から見放された老人にはプログラムはない。老人は引率者から見放されているから個人差が大きくなり、六十歳を過ぎる頃から年齢がさっぱりわからなくなる。

老化はあらかじめ計画された現象ではなく、プログラムがないから生ずるのである。この説を「プログラム欠如説」ともいう。ずいぶん冷たい説のようではあるが、人生のスイッチを切るような遺伝子は存在していないということでもある。

考えようによっては、もはや老人は何物からも監視されていないのであるから、真の自由を獲得したのである。そして、いくら長く生きてもよいのである。（二〇〇八年）

# 老人と病気

私はもうすぐ六十五歳になるのだが、六十五歳は節目の年だ。役所から年金に関する書類や介護保険の書類などが送られてくる。敬老パス交付手続き書類在中という書類も名古屋市から送られてきた。封筒は紫の縁取りがついていた。紫は、高貴な色で、仏様に近い色だ。バスや地下鉄に乗って老後をゆっくり楽しんでください、と優しく引導を渡されたような気がした。少々安心したような寂しいような複雑な気分である。

私はこれから、老化現象と向き合うことになるのだろうか。老化現象の定義は従来、「加齢とともに知らず知らずのうちにゆっくりと心身をむしばみ、今までできていたことができなくなる。原因は周囲の環境の変化によるものではなく、本人に起因するものである。そして誰にでも起こることである」とされてきた。しかし、「誰にでも起きる」と断定してしまうことは、この定義のアキレス腱ともいうべき弱点であると、最近の新しいデータで明らかになってきた。長寿の人が多くなると、いつまでも元気な老人が多く、老化は個人差が激しいことがわかってきたからである。

例えば認知症が加齢に伴う変化によって発症するならば、誰でも長生きすれば認知症になるのかという素朴な疑問がわいてくる。認知症にならずに死んでゆく人は多いが、それは認知症以前に死を迎えたのか、それとも永遠にこの病気とは無縁であったのか、実証は難しい。

確かなことは、認知症の出る時期を死後に延長すれば、生きているうちにはぼけずに済む、ということである。(二〇〇八年)

# 老人と体

高校の同窓会に出席した。目の前にはあの頃の少年たちとはまったく異なった人々がいた。お互いの変わりぶりに動揺したが、性格は変わっていないし、話しぶりもあの頃の延長であることがわかった。

体の変化は著しい。人の体は加齢で別人になるようだ。個人のデータを長期間追跡する研究を長期縦断研究と呼ぶ。生まれてから死ぬまでをビデオに撮り、個人の記録を集積したような研究方法である。それによると、身長は三十代前半までは伸びるが、その後短くなる。だが、足の長さは変わらず、加齢に伴って相対的に足は長くなる。鼻の高さは五十代後半までは高くなるが、鼻の幅は生涯を通じて広くなる。各臓器の老化は一様でなく、パーツは千差万別に変化するので、人体の変化はモザイク状になり、統率のきかないことになる。

最近の子供たちの成長はビデオに記録できるが、我々の世代には中年期になるまでビデオはなかった。映画俳優でもない限り、映像で歴史に残すことはできなかった。わが身の遠い過去を動画で見ることはできないが、二十数年前子供を映したビデオを見ると、時折自分や妻が映る。今に比べてふさふさした髪の毛にすっきりとした後ろ姿。あの頃は若かった。

人は誰でも、今が一番年をとっており、未来から見れば今が一番若くて最も輝いている。二十年後には今年の同窓会を「あの頃は若かった」と振り返るだろう。（二〇〇八年）

# 老人と性格

最近の講演では講演の後に聴衆にアンケートをとる。大多数の聴衆がつまらなかったと評価しているのに、一人がおもしろかったと書いてあると、それだけに目をとめてしまう楽天的な若い演者を知っている。私はつまらなかったという評価が一つあると、そればかりが気にかかるようになった。年をとると悲観的な感情が増幅するのだろうか。

加齢と感情の変遷について文献で調べてみた。

人の感情は、喜び、誇り、愛のような心地よいものと、悲しみ、恐怖、怒りのような否定的な感情に分けられる。

二十世紀半ばまで、心地よい感情は年齢とともに低下して、否定的な感情が増えるとする報告が多かった。年寄りは「ひがみっぽい」というのが通説であった。その後、高齢者が増えてくると、多くの人ではそのような傾向はないことがわかってきた。それどころか、いくつかの調査結果から、年をとるにつれて望ましかったとする経験の割合が増え、否定的に思い起こす経験は減ることがわかってきた。

「ここ三十分間のあなたの気分は幸せ、普通、悲しい、のうちどれですか」と尋ねる調査において、多くの高齢者が「幸せ」と答えたそうである。

悲しみの原因として、大切な人を失うことを挙げる人の割合は、年齢が上がるにつれて低くなる結果も得られたという。

全体として加齢に伴い楽天的になる人が多くなるという報告が多かった。

そういえばと思い起こせば、私は若いころから「ひがみっぽい」性格であった。

（二〇〇九年）

# 吉田さん

私の患者さんの吉田さんは七十八歳である。

夕方の六時に妻のつくった夕食を食べる。毎日晩酌をする。夕食が終わるとソファに寝そべってテレビを見る。

八時頃になるとうとうとと眠くなる。ソファで眠ってしまう。九時には風呂に入り、寝室へ移ってぐっすり眠る。

深夜の一時頃に目が覚める。それから寝つかれない。定年から十五年、俺は何をしてきたのだろう、などととりとめのないことを考え始める。最初は楽しかった思い出にふけるが、いつしか被害妄想が湧いてくる。あいつのためにひどい目にあった。あそこで俺が一言いっておけばよかった。

長年付き合ってきた友人ががんで死んだが、何であんなことになったのかいな。一緒に旅行に行けなくなってしまった。俺のがんは大丈夫かいな。俺の主治医は大丈夫かな。などと被害妄想がとめどもなくなる。

そこでテレビをつける。深夜番組は、洋画などをやっている。

吉田さんがごそごそするので、横で寝ている妻は熟睡できない。何度も寝返りをする。

吉田さんはそれからしばらくして再び浅く眠る。五時頃は熟睡である。その頃になると妻が目を覚ましてごそごそと寝室で着替えなどをする。それで目が覚めて二人は毎朝五時半には起床する。

たまに六時ころまで寝ていることもあるが、猫が布団に入ってきて顔を嘗《な》めて目覚めさせると、吉田さんは言う。猫は捨て猫を拾い、小さい頃から面倒をみてきた。今では十五歳で猫の老婆である。女猫も寄る年波で、早寝早起きである。だから、早く起きろと、布団にもぐりこんで催促するそうだ。そうやって二人と猫は仲良く早起きする。犬の生きていた頃は犬と散歩していた。糖尿病の主治医に運動せよと言われて

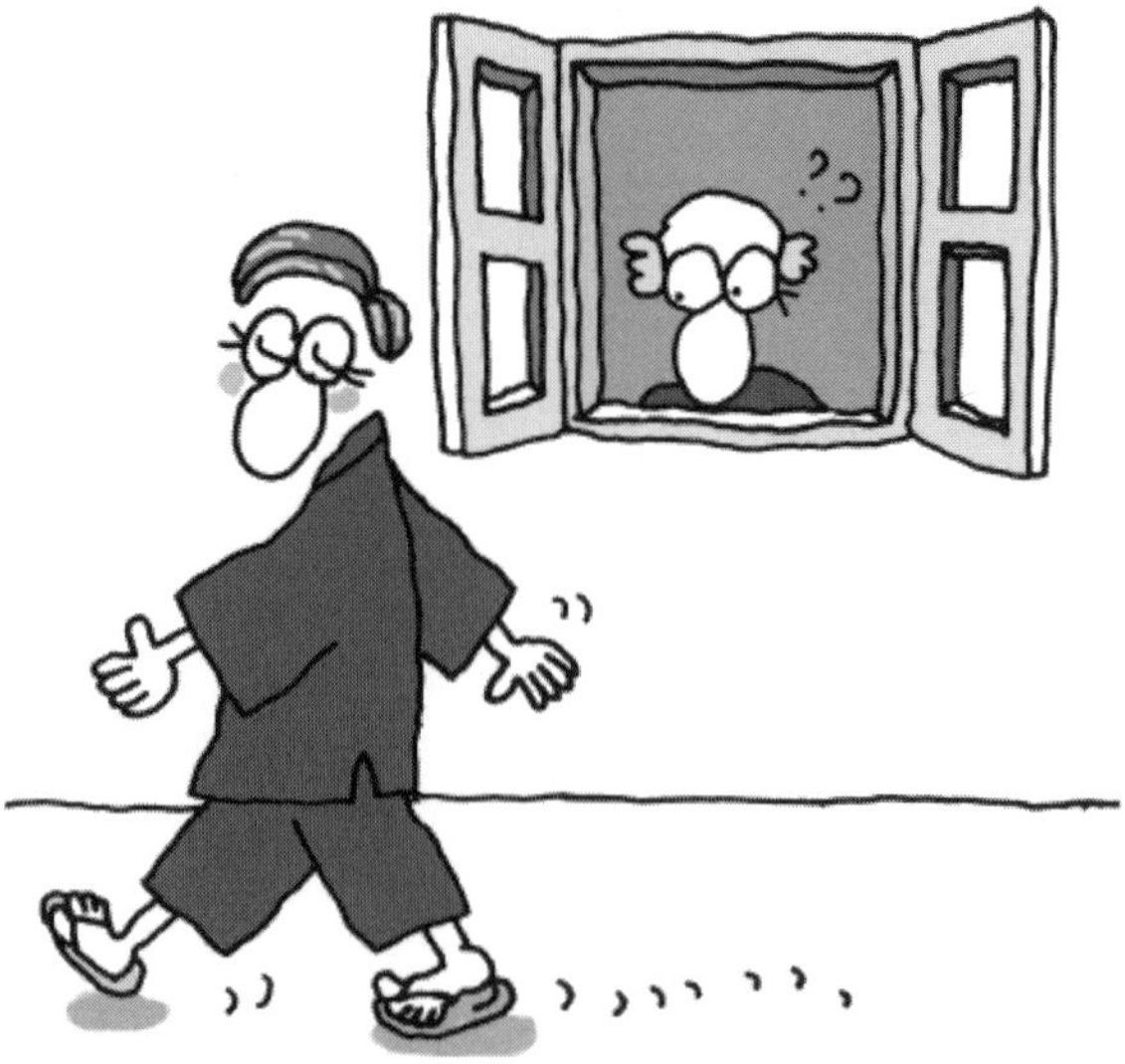

早朝から一人で散歩する老人は徘徊老人と思われる？

いたが、犬の運動について歩いていただけであった。だから、犬が死んでから散歩はやめてしまった。

妻が吉田さんに言うそうだ。「たまには散歩してみたら」。吉田さんは一人で散歩をしたこともあるらしい。朝五時半はまだ薄暗い。早朝に早足で腕を大きく振って歩く人たちの多くはペアである。妻がついてこない吉田さんのような人は珍しい。吉田さんがジンベイを着て一人で散歩をしていると、老人が窓から通行人を覗きみていたこともあるという。そういう早起き老人もいるらしい。

犬を飼っていた頃はよかったと吉田さんは言う。犬を連れていれば誰でも犬の散歩だと思うだろう。しかし、あの窓から見ている老人は吉田さんを徘徊老人と見ているに違いないと、吉田さんは思ったそうだ。早朝でも人目が気になるらしい。

それを早朝の散歩をやめる口実にして、散歩をやめにした、と吉田さんは主治医に言っている。今では猫と一緒に窓から散歩している人を眺めているらしい。（二〇〇九年）

# V

# 病院長の私です

# 「院長の私です」

私が病院長となってから一カ月経った頃、昼食中に胸痛がしたので念のため自分の病院の救急外来へ行った。外来担当医は、写真に採血、手際よくオーダーを出してくれた。胸部写真に採血、スムーズに事が運ぶはずであった。少々待たされたが、写真撮影は問題なかった。

事件は採血中に起こった。看護師が馴れた手つきで駆血帯を巻き、採血を始めた。採血を始めた所に、誰かは知らぬが、私の背後で馬鹿なことを言う奴がいた。

「院長どうしたんですか？」

私はその看護師に、うかつにも自分が病院長であることを告げていなかった。その声を聞いてから、看護師の採血している指先が震え始めた。その若い看護師は、私が

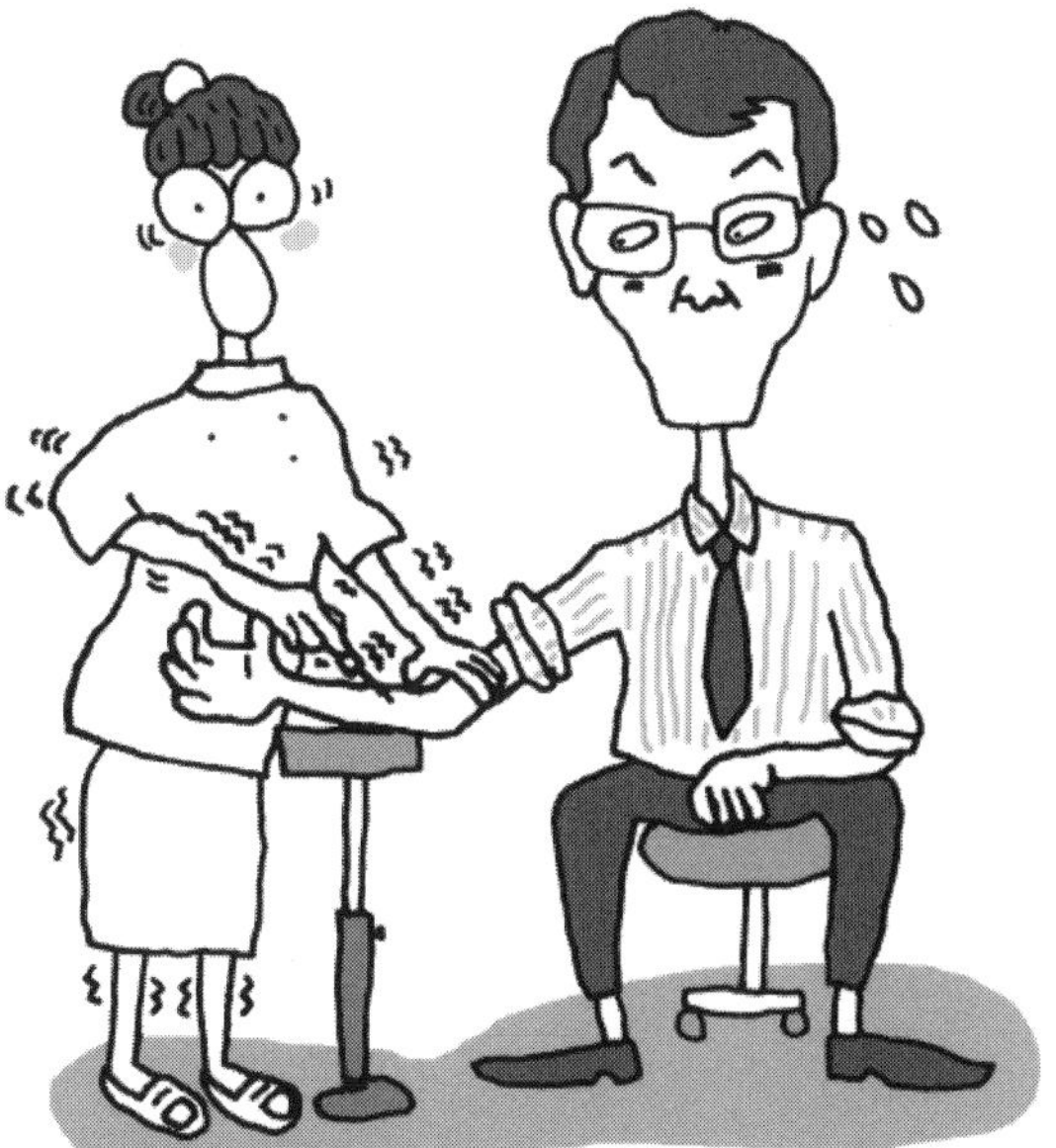

注射の相手が院長とわかったら、看護師の手が震えて……

病院長であることを知らなかったらしい。採血針の先端が上下、左右に震え、ついに針は私の静脈を突き破ってしまった。幸い左手で採血しなおし事なきをえたが、出血の跡が二週間は消えなかった。

その後、私は自分の身を守るために、初対面と思われる職員に会うときは、「院長の井口です」と、頭に院長をつけることにした。

たいがいの病院では看護師が院長を知らないことはありえない。しかし、大学病院のような巨大な病院になると、新米の病院長の顔を知らない従業員は多い。

病院には売店がある。売店は大学職員に限って割り引きをしていた。若い店員にいつも聞かれた。

「お客さんはここの病院の職員ですか？」

その後医療事故が数回起こり、謝罪会見をした。私は頻繁にテレビに出た。そのおかげで、一年後には多くの職員が私の顔を知るようになった。（二〇〇五年）

## 医療の職場に満足感を

医療をとりまく環境は、年々医療人にとって厳しくなっている。医療に携わる人々は疲れており、悩みも深くなっている。そのような中で、医師や看護師は自分の職業にどの程度の満足度をもって仕事をしているのであろうか。

最近のアメリカでの報告によると、アメリカの医者の七〇%は、自分の職業に満足しているそうである。おそらく日々進歩する科学の成果を患者に還元する喜びと誇りがあるからであろう。

一方でアメリカの医師の二〇%は、自分の仕事に不満足であると答えている。ライフスタイルを自分で調整できない、訴えられるリスクが高い、収入が減っていることなどがその理由であるそうだ。

医者の五人に一人がおもしろくないと思いながら仕事をしているのである。

いやいや診療している医者の存在は大きな問題である。自分のやっている医療に満足できない医者はストレスがたまり、本人の健康を害する恐れがある。患者だってつまらなそうに診療している医者に診察してもらいたくはない。

それに、ある特定の科に不満足感が集まれば、その科の医者がいなくなってしまうことだってありうる。

医療費を長期間抑制してきたイギリスに滞在して、現地の医療事情を視察してきた日本福祉大学の近藤教授によると、イギリスでの医師の自殺率は、同程度の学歴を持つ専門職の二倍だという。看護師は四倍で、「死にたくなるほどにつらい仕事」になってしまったそうだ。

最近のイギリスの医師会雑誌の巻頭言のタイトルは、「なぜ医師はこれほどに不幸なのか」ということだそうである。皆そういう思いを抱きながら働いているという。

（二〇〇五年）

# 看護師がいなくなる

『看護師がいなくなる？』（西村書店）という本が出た。帯に、「アメリカからの衝撃のレポート!!」とある。読んでみると、アメリカの現状報告であった。

医療技術では世界の先端を行き、看護の世界でも日本のお手本であったアメリカの実情は、日本の直近の将来を暗示している。

例えばアメリカにおいては、医療機器はその数の多さと複雑さのために、看護師は医療機器の扱いに対して多くの時間をかけなければならなくなった。そのために患者に、「具合はいかがですか？」と声をかける時間さえもなくなってしまったそうである。さらには文書業務が多く、患者のケアにかける時間があまりにも少なくなってしまった。患者に寄り添っていくことができなくなってしまったことが、一番の不満であるという。だから著者は、アメリカから看護師がいなくなるであろうと警告している。

しかし、今のところ多くの看護師はもう一度生まれ変わったら、「しぶしぶではあるが、再び看護の道を選ぶだろう」と言っているという。なぜなら看護には、「この職業を捨てることなんてとてもできない瞬間がある」からだという。

看護師たちの不満の一つは、労働環境で起こった変化が自分たちの意見を聞かれずに起こったことであったという。また、アメリカの看護師たちには、病院の上層部に対する不満があるという。日本ではまだこのような調査が公にはなっていないが、早晩似たような状態が来るであろう。

日本の大学病院の病院長の集まるさまざまな集会がある。どの集会でも、最近の雰囲気はよくない。皆疲れがにじみ、急速に老化している。病院長の共通の悩みは、医療現場が年々過酷になってきているにもかかわらず、現場で働くさまざまな職種の人たちに充分報いることができないでいるという自責の念である。

しかし、私たち病院長は、疲れたなどとは言っておれない。看護師のいない病院なんて考えられないからである。(二〇〇五年)

# 医学生

K君は二十三歳で、現在国立大学医学部の五年生である。一年半経てば卒業であるが、外科にするのか内科にするのか、未だに卒業後の進路を決めかねている。地方の高校出身である。本人曰く、幼い頃から「神童」といわれるくらい成績がよかったらしいが、その高校からは今まで彼しか医学部に入っていないので、真実なのかどうかわからない。

大学入学後はラグビーに情熱を燃やしてきたのだが、仲間には、貧乏ゆすりの「振動」と言われており、成績は下の中くらいである。

K君はもうすぐ大学を出て行かなければならない。医療の現場のことを想像すると、授業を聞いているときに、無意識に貧乏ゆすりをしてしまうのである。

医療の現場は日増しに過酷になってきており、医者の待遇は悪くなっている。それに医師の不足、地域医療の崩壊、医師の偏在など、K君一人では手に負えない難題をこの国は抱えてしまった。

病院は慈愛と感謝に満ちた場所でありたいが、時として怨念や憎しみの坩堝《るつぼ》になりかねない危うさを秘めたところである。医者は、患者さんや家族の悲しみを一身に引き受けねばならない状況に直面することだってある。

私は、K君たちがそのような現場に出かけていってて、やっていけるのか心配している。近頃の医学生は昔の学生たちと違ってきている。謙虚であり、K君のように優しい学生が多くなった。

医者は優しい心と頑健な体力をもつことが必須条件であるが、私は彼らの優し過ぎるところが心配である。（二〇〇六年）

# 病院長会議

大学病院の病院長の集まる集会がある。全国区もあれば地域の集まりもある。国立大学法人の院長だけの集会もあり、私立、公立も含めた全国の大学病院の院長が集まる集会もある。どの集会でも最近の雰囲気はよくない。

大学医学部附属病院は全国的にただならぬ状況に立たされている。病院長は皆元気がない。どうして私だけがこんな不幸を背負わされたのかといった顔をしている。

大学とは、個人の主張の強い人間の集まっているところであると言えば聞こえはいいが、我儘《わがまま》な人間が集まってしまったところでもある。私はいつも妻に言われてきた。

「あなたは我儘で自己主張の強い人なのよ」

個人だけではなく大学病院というレベルでも同じであり、我が大学がいかにほかよ

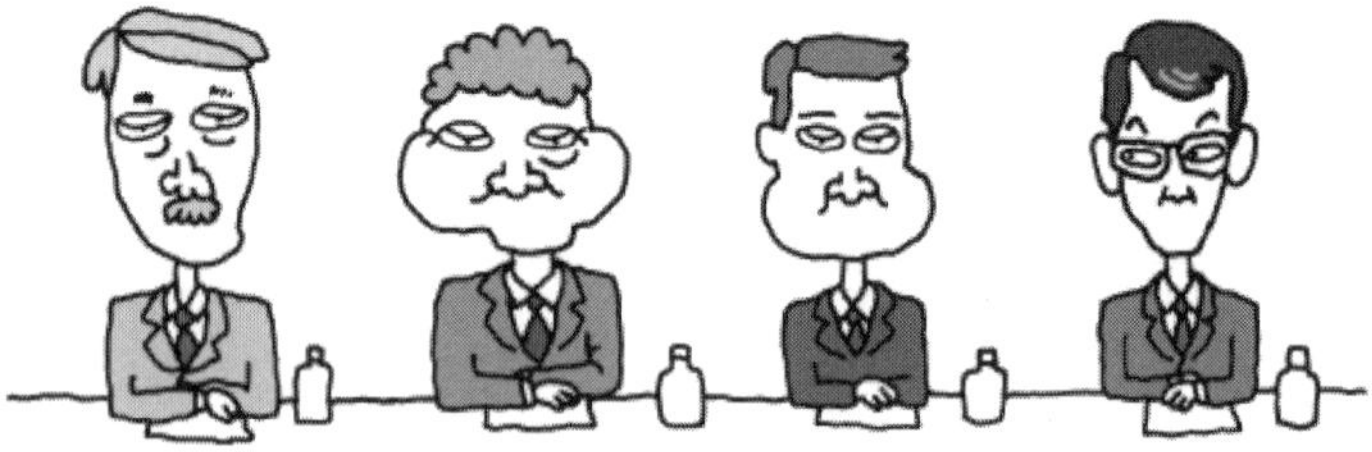

似た者同士の大学病院長

り優れているのかを競り合ってきた。その集団のトップが集まってもろくな話などできるわけがない。私は最近までそう思っていた。

しかし最近、病院長の顔が皆似てきた。一堂に会して薄目を開けて辺りを見渡せば、皆疲れがにじみ、急速に老化している。自分によく似ている人たちが集まっている。あなたもそうですかと妙に安心する。

人間は他人の不幸を見ると自分の不幸をしばし忘れることができる、などと言っている場合ではないが、ほっとするのはいかんともしがたい。(二〇〇五年)

# 大学病院

私は平成十九年の三月まで大学医学部附属病院の院長職にあった。平成十六年に国立大学が法人化されたが、その最初の院長であった。院長就任当時、会う人すべてに「大変ですね」と言われた。「就任おめでとう」という人はいなかった。国立大学医学部附属病院が長年積み重ねてきた悪弊をこの機会に一掃してしまえというのだから、誰かが大変な思いをするのは当然だと誰もが思った。

確かに大変であった。人生は山があり谷もあり、そして平坦なときもある。悪いときはきっとそのうちにいいときに変わる。いいときは、来るべき悪い時期に備えて心の準備をしておきなさい。終わってみれば誰でもプラス、マイナス、ゼロである。と、誰に教わったわけでもないが、そう信じていた。

しかし、その思いは我が青春時代の遺物、共同幻想論的楽天的革命主義であるのを知った。

悪いことはいくらでも起こった。

経営の問題、医学部と病院の問題、安い給料で働く医員、授業料を払いながら診療をさせられる大学院生、コメディカルスタッフの任期、看護師の労働環境、これらの問題は複雑に絡み合い、病院の職員は疲弊していった。

しかし、私が最も疲れたのは病院へ来る患者とその家族への対応であった。そのときはこのようなことは書けなかったが、今、その職を離れているので私の思いを文章にしたい。

ある患者家族への手紙というかたちにした。ただし、ここに書かれていることは何人もの人たちを抽象化した「あなた」であり、特定の人に宛てた手紙ではない。

拝啓、Ａさんへ。

あなたのお母さんが亡くなりました。私たちの懸命な努力も報われず、亡くなりました。私たちは誠意を尽くしました。私たちのもっている技術のすべてを尽くしました。でも、このような結果になってしまいました。悲しみはあなたと同じです。何カ月も一緒に、病棟で生活をともにしたのですから。

日々衰えていく中でのお母さんの微笑が、私たち医師や看護師の支えでありました。意識を失う過程でかすかに動かすまゆ毛に、私たちは彼女の意志を感じていました。

だから、あなたの母親が亡くなって私たちも悲しいのです。

でもあなたは、私たちを憎んでいます。あなたは、母親の亡くなった悲しみの心の行き先に耐えかねて私たちを憎んでいます。私たちの些細《ささい》な行動や言動の中から落ち度を探し、そのことを憎しみの核に据え、憎しみを増幅し、私たちを窮地に追い込めることにより、あなたの心のバランスを保とうとしています。

お願いです、私たちを憎まないでください。あなたの悲しみは私たちの悲しみです。でも、あなたがその悲しみを私たちへの憎しみに転化してしまうと、あなたは憎しみの坩堝から逃れられなくなります。

悲しみを悲しまないと悲しみは消えません。悲しみは締まりの悪い水道の蛇口のように、ちょろちょろといつまでも続きます。でも、涙を流し続けた後はさわやかな風があなたを癒します。穏やかな日常が戻ってきます。

あなたが私たちを恨むと、私たちはあなたに対してどうしてよいか困り果ててしまいます。

そして、何より若い医者や看護師たちがすっかりやる気をなくしてしまいます。どうか、悲しみを身近な医療者への憎しみに変えないでください。

憎しみは決してあなたを救いません。悲しみから逃れるには、悲しみの道程を着実にこなしていくことしかありません。

脳には深い所に憎しみの部位があるそうです。それは、蛇やトカゲの爬虫類の脳にもあるそうです。

脳の底には憎しみが発生する装置が仕かけられており、行きそこなった感情は容易にそこへ吸い込まれてゆくのです。

確かに格差社会は広がっています。富める人と貧しい人、どちらも医療に不満を押し付けてきます。富める人は特別扱いを要求します。貧しい人は平等を要求します。

どちらも不満であります。私たちはそのどちらにも満足してもらうように努力はします。しかし、限界があります。格差をつくったのは私たちではありません。

私たちだって、今の社会の制度や政策に賛成しているわけではないのですから。

（二〇〇七年）

# Ⅵ　高齢者の偏見

# 高齢者の偏見

我々の青春時代にスターであった西郷輝彦さんを、久しぶりにテレビで観た。来年還暦だと言っていた。西郷さんの青春時代のイメージが消えない私には、西郷さんが還暦になると聞いて少し悲しい気分になった。彼が還暦になっても、西郷さんに変わりがないが、六十歳になると急に年寄りになってしまうように感じたからだ。

我々は高齢者を集団として捉えると、個人として観察するときとは違って、否定的に考えることが多い。偏見と言ってもいいかもしれない。

しかし、一般的に言われている高齢者にまつわる伝聞が、科学的に検証されたことは稀である。

高齢者に対するイメージは、孤独、不健康などというものであるが、実際には、孤独であったり、不健康な老人は数パーセントしか存在していなかったという調査報告もある。

また、高齢者は若者に比べて生産性や効率性が低いと思われてきたが、アメリカでの調査によると、生産性や効率性という点で、若年者との間に違いはないことがわかった。むしろ、高齢者は中若年層に比べて責任感が強く、頼りがいがあり、個人的な理由で仕事を休むようなことは少ないということであったという。

健常な高齢者は八十歳を過ぎた頃から年を感ずるようになるという報告もある。明らかな病気をもたない高齢者は、若壮年者と比べて遜色はないのである。

私は年齢では老人に属する集団の前で、「老人について」講演をしたことがある。聴衆は誰も自分のことだと思って聞いていない。それはそれで、「健全な老人」たちであった。しかし隣に座って聞いている聴衆は老人であるとお互いに思っている。彼ら自身にある身内の「偏見」には、問題がある。（二〇〇六年）

## 老人とパーソナリティ

アメリカの心理学者であるニューガーデンは七十代のパーソナリティの類型を、以下のように四つに分類している。

一つ目は、「武装、防衛型」。老人について若い頃から否定的なイメージを抱いて生きてきている。老化がもたらす惨状を常に警戒して、できるだけ活動的に生きることで老いと闘い続ける。活動能力が旺盛で、高度の活動を続けることで老化が防げると信じている。年をとっても上昇志向が止まない。だから引退することを極端に恐れる。失ってしまったものにこだわりをもつので、過去の人生に対してあまり満足していない。老化に抗する生き方で、最後には自分の生き様に反撃されるという不本意な事態になる。私が思うにこのタイプは大学教授などに多い。

二番目のタイプは、「受動、依存型」という。悪いことは、他人のせいにする。過去の不幸も、今の不幸も、他人のおかげであると思っている。未来の不幸も他人によりもたらされるであろうと思っている。しかし、できるだけ他者の助けに頼ろうとする。自分では何も積極的なことはしないで、現状について見当違いな不満を常にぶつぶつ言っている型。この型も大学教授に多いように思う。

第三のタイプは、「分裂、破滅型」といい、認知症の初期などで重大な問題を抱えていて、脳が正常に機能できない型である。

四つ目が最も望ましいタイプで、「調和、統合型」という。いつも周囲との調和の中で、生き甲斐を見出して活動している。あれもこれも手を出さずに、やりがいのある少数の活動だけに絞る。ある活動が肉体的に無理とわかれば、別の活動に切り替えることにやぶさかでない。自分の限界を容認して、喪失感に悩まされることなく、責任を委譲していくことができる型である。(二〇〇六年)

# 寿命

宇宙には寿命があるというのは定説であり、物理学者は分子には寿命があると考えているそうである。宇宙と分子の間にいる人間に寿命があるのはしょうがないことである。

寿命はどうやって決まるのであろうか。この課題の答えを出すのに難しいのは、実験に人間を使えないことである。人の寿命の長さの要因を調べるには、生まれて死ぬまで八十年を要する。それにこのような実験に人を使うことは倫理的にクリアーできない。

だから寿命の研究には、ネズミやショウジョウバエなどの人以外の生物が利用されてきた。動物で得られた成果は人間にも当てはまることがわかってきた。

要約すると、寿命を決めているものは遺伝子であり、生活習慣であり、環境である。長生きしたければ長生きの親から生まれてこいということわざがあるが、真実のようである。また、食べすぎの人は長生きしないことは証明されている。

寿命は集団にもあるという学説がある。閉鎖された部屋に二匹の雄と雌のネズミを入れて生活させる。二匹は次々に子供を産み、二百日頃には三百匹近くになる。ネズミ算式に子供が増える。

しかし、その頃を境にネズミの数は減少を続け、九百日頃には全部死んで一匹もいなくなってしまったという実験がある。

閉鎖された集団では集団そのものに寿命があるらしい。（二〇〇九年）

# 尊厳死

最近、尊厳死という言葉がよく使われるようになった。尊厳とはどういうことであろうか。辞書によれば、尊厳とは尊く厳《おごそ》かなこととある。そうすると、尊厳死とは尊く厳かな死ということになるが、「人は誰でも尊く厳かか？」という疑問がわく。人間には厳かな人もいるし、そうでない人もいるような気もする。尊い人はそれほど多くはなさそうだ。両方兼ねもつ人はわずかであるに違いない。わずかな人しか尊厳死はできないのか。

尊厳死とはわかりにくい言葉だ。

しかし、例えば尊厳は赤ちゃんにもあると言えば、少しわかったような気分になる。私に二歳になる孫がいる。しばしば爆発的に泣き出し、時に治まらないときもある。

例えばレストランで泣き始めると、周辺家族は右往左往して何とかしてお殿様の注文に応じようとあれやこれや知恵を出す。

そこで、彼がなぜ泣くのか、皆で相談する。食べたい物をお姉ちゃんが食べちゃったからではないか、ジュースが飲みたかったのではないか、などとご推察申し上げる。

大抵の場合、孫が泣き出すのは自分の主張が見過ごされたり、無視されたときである。彼の周囲が彼の主張を理解したとき、彼は泣きやむ。

彼は尊厳が保たれたことを理解すると、泣き止む。彼は自己の主張が通じなかったことに怒り、尊厳を損なわれたことで泣いて抗議をしていたのである。

自己の主張が受け入れられないとき、人は尊厳が損なわれたと思う。

尊厳とは、尊厳が損なわれたときにより理解される言葉である。

高齢者の尊厳死とは、高齢者が望むような死に方で死ぬことを言う。（二〇〇七年）

## サクセスフル・エイジング

サクセスフル・エイジングという言葉がある。日本語にすると意味が異なってしまうようで訳し難いのだが、加齢に成功した老人の生き様といったほどのことである。

この研究分野を開発したのは、アメリカのマッカーサー研究グループである。彼らは、老後も心身が支障なく機能するための要因を常に念頭において研究をした。そして、正常な老化について縦断的に研究したことで有名である。彼らは、「知的機能を効率よく働かせるのに必要な条件は、高齢者と若者では明らかに異なる」と報告している。

若者は騒々しい音楽を聴きながらでも、試験勉強をしたり難しい数学の問題を解いたりできる。複数の物事に同時に対処できるのだが、高齢者の多くは賑やかな状況に置かれたら、あまりうまく物事を処理できないという。

私もこの頃、テレビを見ながら原稿を書くというようなことはできない。このような世代間の違いは、「高齢者は気が散りやすく、目の前の課題に関係のない刺激を取り除く能力が低い」ことによって説明できるとしている。

政治家などのような、この世の中をリードしている優れた老人たちは、重層的に生ずる難題をいくつも抱えて適切に処理しているように見える。この見解に反するように思える。しかし、優れた老人は大事なことを峻別する能力に長けているのかもしれない。

そこで彼らの研究の結論は、我々凡人は、「難題をいくつも抱えたあげく、すべて見切りをつけてしまうよりも、高齢者は一つの問題に専念するほうが懸命だろう」としている。

定年後のライフスタイルを考えている人には参考になるかも知れない。（二〇〇六年）

# 同窓会

久しぶりに高校の同窓会に出席した。三十年間、私は故郷の同窓会に出席していなかった。久しぶりの友人たちとの再会であった。高校時代のイメージに比べて、同窓生たちが変わったのにとまどった。彼らも私の変貌に動揺を隠さなかった。

座を見渡すと、記憶にない同級生がいた。隣の同級生に「あの人、誰？」と聞くと、「あの人は担任だった先生だよ」と言われた。先生は、我々よりは老人に見えると思い込んでいたが、同級生の群れの中にいて、私たちと同年齢に見えた。おそらく我々よりも十歳以上は年上だと思うが、いつかしら、私たちは先生の生物学的年齢に追いついてしまった。

成長期には生物学的年齢は実際の年齢を反映しているが、成長期を過ぎると、だん

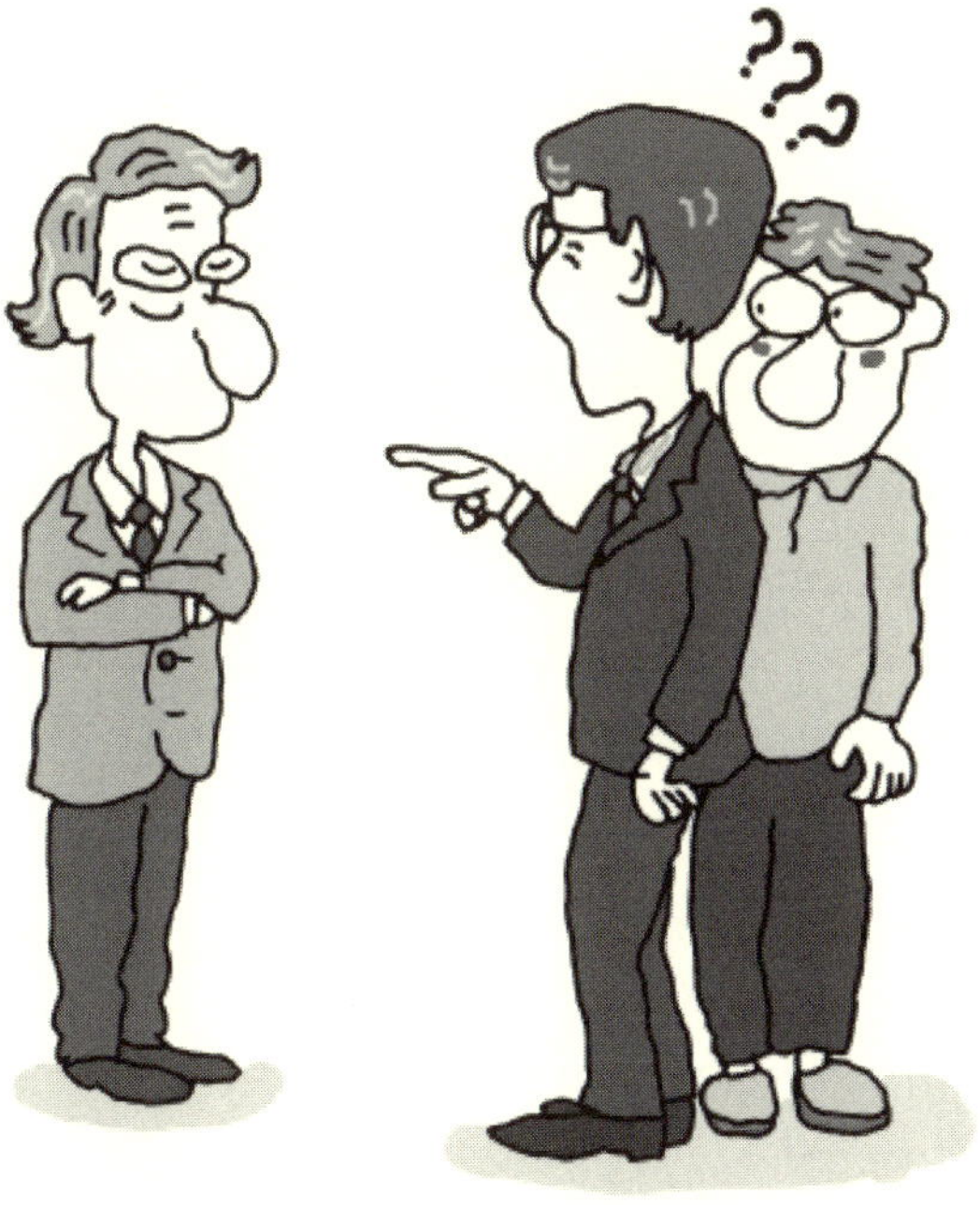


担任の先生と我々の生物学的年齢はほぼ同じになっていた

だんと年の差は不明となる。外見では年齢が判別しがたくなる。七歳と五歳は、誰がみてもその違いが明らかであるが、三十八歳と三十五歳の年齢の差は、外見からはわからない。七十代や八十代になると、さらにわからなくなる。

人は時間を共有するが、老いは同じにはやってこない。

高齢者でも、「やればできる」と思っている人は、生物学的年齢が若いという調査結果がある。例えば、年をとると記憶力が衰えるのは仕方がないと諦める人よりは、読書やパズルをすることにより、記憶量を保持できるという自信をもっている人の方が、若さを保っているそうである。運動の習慣をもつ人も若々しい。どちらも、目標をもって日々生きている人たちである。

年をとるほどに時間が早く過ぎると思う、今日この頃である。

私たちは、体育を担当していたあの高校の先生の生物学的年齢を、来年あたり追い越してしまいそうだ。（二〇〇七年）

# Ⅶ

# ひまわり保育園のパパ

# ひまわり保育園のパパ

三十年前のある日、私はいつものように前の夜遅く帰った。次の日、日曜日の朝、いつものことながら私は二日酔いで、朝食は妻と子供たちだけでとっていた。寝床で二日酔いと闘っていると、居間から子供と妻の話し声が聞こえてきた。狭い団地の寝室には、食事をしている妻と子供の会話がすぐ横から聞こえてくる。

「パパは馬鹿だからな」という四歳の次男の声が聞こえた。次男は何を思ったか突然言い出したらしく、妻は慌てている。すかさず「パパは馬鹿じゃない」と言った。

こういうときには必ず口を挟むはずの六歳の長男は黙々と朝食を食べているらしく、存在感がない。

その頃、子供たちはひまわり保育園に通っていた。長男はいつもお腹がすいていて、昼食には隣の子の前掛けについたうどんやご飯を拾って食べていた。保母さんが好きで、保母さんの家まで連れて行ってもらったりしたこともあった。

私は忙しく、子供たちの面倒はほとんど妻がみていた。妻は私よりも数倍忙しかった。私は毎日叱られていた。

だから、次男のその朝の発言は、彼にとって当たり前のことであった。

妻は、自分の主張が子供に浸透してしまったことに慌てた。必死で、「パパは馬鹿じゃない」と強調する。子供たちが馬鹿な父親に育てられたと知ったなら、どれほど悲しいだろうと思ったに違いない。馬鹿な父親を君たちにプレゼントしてしまって申し訳ないと思ったのだろう。何とかして修正しなければならないと必死であった。

寝床ですっかり目が覚めて、寝ている振りをしている私は、布団の端を握りしめながら、事態の成り行きを固唾《かたず》を呑んで聞いていた。

それにしても、長男が黙っているのは気にかかる。無言のうちに同調しているらしい。

私はそろそろ彼らの会話を打ち切らせるために、「あーあ、どうせパパは馬鹿だか

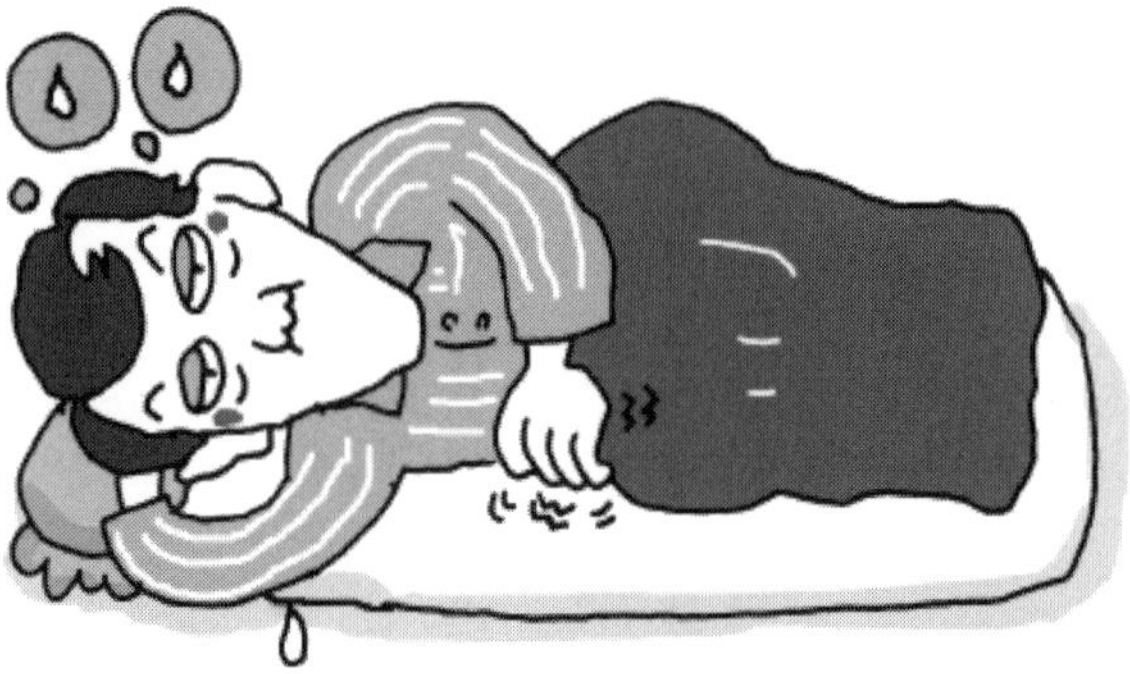

起きようにも起きられず……

らな」と言って起きていこうと布団に手をつくが、妻が必死でパパは馬鹿ではないことを子供たちに言い聞かせているのを聞くと、居間に出て行くきっかけがつかめない。妻は日常の言動がいかに教育には効果的であるか、そして、繰り返して言うことこそが最も教育効果があがることを実感したに違いない。でも、この子供達のパパが馬鹿では困ると切実であった。

「そんなこと言ったって、いつもママはパパが馬鹿だって言っていたじゃない」と、黙っていた長男が言った。

三十年前の我が家の日曜日の朝であった。（二〇〇六年）

# 半パク遅れ

六十歳代前半の二人の女性が会話をしていた。お二人とも何カ月か前に私の講演を聞いたことがあった。私の名前が思い出せない二人の会話であった。

「あの人何ていったけ」「？」「そらあの人よ」「？」「どっかの大学の何とか言う人よ」「？」「ほらこの前一緒に講演を聞きに行ったでしょ」「行ったわね」「あの人何ていう人だっけ」「？」「痩せて貧相な人だったわ」

そこで相手の人は半拍遅れて思い出した。「アー井口先生とかいったわね」

文章ではうまく表現できないが、音楽には半拍遅れるということがあるそうである。タン、タンと進むのではなく「タン、ウン」と入る。アメリカのジャズでは裏から入るという表現になるそうである。私が北京で経験した足裏たたきも半拍遅れの拍子であった。

半分の時間が遅れるとは奇妙な表現であるが、表から入らないのである。会話が半拍遅れずにそのまま入ると、相手の歩調に合ってしまい、ガップリ四つに組み合うこととなる。

「あの人なんていったっけ」「知らないわよ」「そらあの人よ」「あの人でわかるわけがないじゃない」「だからあの人」「いい加減にしてよ」「つまらない講演をしたひと」「アー思い出した、井口とかいう人」

人は時間をやりとりしながら相手の変化をうかがう。

六十歳代の男の患者さんと医師の会話である。

「先生、あの薬をください」「あの薬でわかるわけがないだろう」「いつものやつですよ」「たくさん患者を診てるんだ。わかるわけないだろう」

というような会話よりは、次の方がいい。

「先生、あれ出してください」「?」「あれですよ」「?」「あれです」

医者は半拍遅れて答えた。「うがいの薬がほしいのね」（二〇〇六年）

# 不安

年末年始に妻と初めてパリへ行った。パリの年の暮れと初めは、ほとんどの観光スポットは開いておらず、日本で予約できるツアーがなかった。しかたがないので現地で自分たちで観光することにした。

あらかじめ地図を頭に入れて歩き、地下鉄に乗り、迷ったらタクシーを利用することにした。

ルーブル美術館へは、現地のツアーにのった。ツアーのバスが出る場所へ行くのは大変であった。ホテルから地図にそって歩くのだが、たどりつかなかった。

仕方がないのでタクシーに乗った。フランス語ができないので運転手と意思の疎通ができない。果たして目的地が正確に伝わっているのか、不安であった。冬のパリは暗くて寒い街であった。

帰る日の午前中にベルサイユ宮殿へ行った。これも現地のツアーにのった。ベルサイユ宮殿は大混雑で、全世界の観光客が押しかけ、津波のように私たちを圧迫した。立錐《りっすい》の余地がない広場でフランス革命の群集もこのようであったのかと思ったりしたが、帰りの時間が迫ってもツアーは終わりそうもなかった。

またも仕方がないので、ツアーを離れてタクシーを使った。タクシーに乗ると、目的地とは違ったところに運ばれるのではないか、遠回りをしているのではないか、正規な料金でやってくれるのだろうか、などと次々に不安がよぎった。

結果から考察するに、どちらのタクシー運転手も正確な道順を走ったのであった。カタコトの言葉でしかコミュニケーションがとれず、地図を中途半端に理解して、ドライバーに運ばれると心配なものである。

異邦人とタクシードライバーの関係は、患者と医者の関係に似ている。（二〇〇八年）

# パリの高齢者

パリは華やかな若者の街であると思っていたが、実際に訪れてみると意外に高齢者が多かった。そういえばと、私は思い出した。フランスは一九〇〇年代の初めにすでに高齢化社会を迎えており、百年以上も前から老人の多い国であったのだ。老人のための文化がゆっくりと育った国である。私の先入観からかもしれないが、パリの老人はおしゃれで溌剌としているように見えた。

健康な高齢者は、たとえば美術館にいるとき、他の見物客と同じように振る舞い、歩きながら絵画を見ている。その高齢者は周囲になじんでいるため、私のように近寄ってのぞき見しない限り、その人が高齢者であるとは気がつかない。一方、見た目にも弱々しく介護者が付き添っているような高齢者はすぐ目につく。

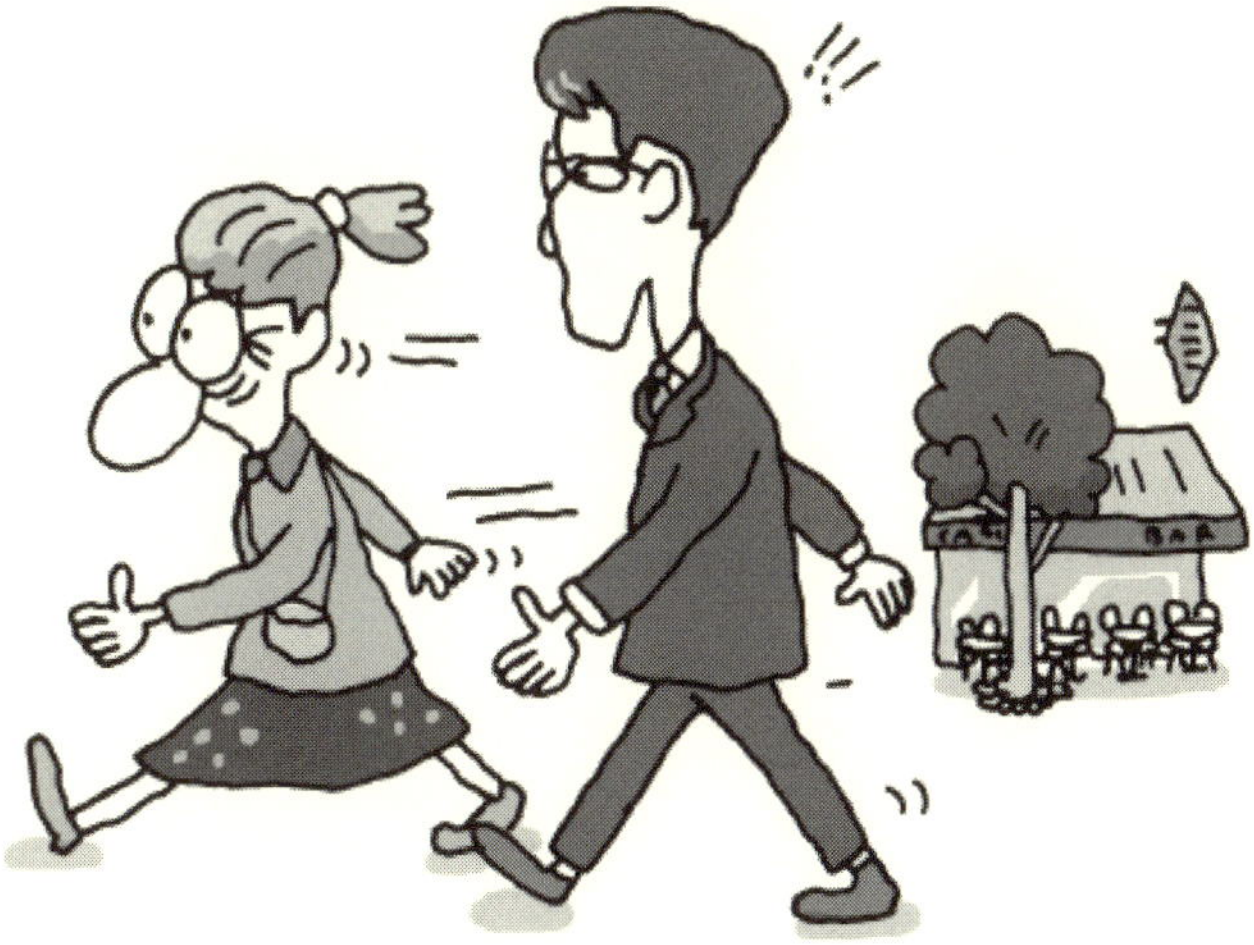

颯爽と歩くパリの老人

このように、虚弱な高齢者には気がつきやすいので、高齢者全体の中で虚弱な高齢者を多く見積もり、健康な高齢者は一般に同化しやすいのでその比率を低く見積もってしまうという誤りを犯しやすい。

高齢者に対する孤独、病弱といったイメージはそうやって生まれてきたことが多い。しかし、すべての高齢者が孤独で虚弱であって認知症であるわけではない。年を重ねることについて、一般的に信じられていることが科学的に検証されていることは非常に少ない。事実であるか事実でないか評価されることなく代々引き継がれてきたに過ぎない。

日本は急速に超高齢社会に向かっているが、未だ経験したことのない社会が出現するのではないかと怯えている。しかし我々は、稀な高齢者を抽出して高齢者像を描き、無用な不安に囚われているのではないだろうか。

パリの街を颯爽と歩いている高齢者を見れば、日本の老人は安心するに違いない。

（二〇〇八年）

# 天国の先生へ

S先生が七十六歳で亡くなって半年。天国の先生へ手紙を書いた。

また夏が来ました。夏は私にとって欝の季節です。先生は私より一回り年上で、先生がいる限り先生を追い越すことはないという安心感がありました。私に忍び寄る老いは先生が防波堤でした。今、老いは直接私に襲ってきます。

年をとると、肉体の不調が若い頃よりも精神に影響を与えやすくなることを実感するようになりました。

先生は六年前に胃がんの手術を大学病院で受けました。がんは肝臓にも及び、膵《すい》臓も半分は摘出しました。そのような大手術の後でテレビを見る余裕のある患者はいま

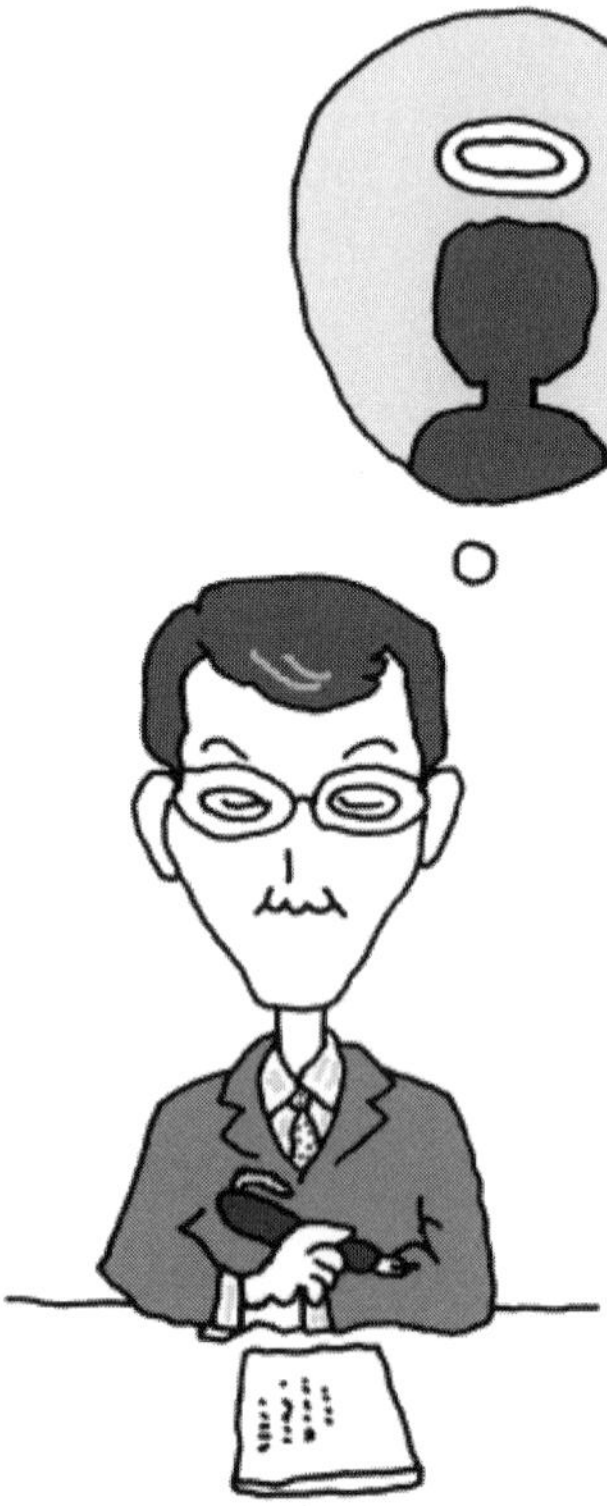

天国の先生へ

せん。しかし先生は、手術後の集中治療室で、当時の教授で忙しく行きかうT先生を気遣って、テレビを見ながら「今阪神が勝っているよ」と教えていたそうですね。T先生が教えてくれました。先生もT先生も阪神ファンでした。

手術のあと先生は極度の食欲不振に陥り、何も食べられなくなってしまいました。そのとき先生は言いました。「芸は人を助けると言うが、本当だね。私は何も食べられないが、酒だけはのめる。栄養は酒でまかなっている」

先生も時折、欝に陥りましたが、決して目の前の相手に不愉快な思いはさせず、先生と話ができてよかったと思ったものです。別れた後がさわやかでした。

その後T先生も急に亡くなってしまいました。

私は芸を磨くため、今夜も先生とT先生をしのび酒を飲みます。(二〇〇八年)

# 台湾、生協、パスポート

私は三回台湾へ行く機会があったが、三回とも台湾へ行きそこなった。まず一回目。十年ほど前、私が教授になったばかりの頃である。大学時代の友人が二人、台湾でゴルフをするからお前も一緒に来ないか、ということで、私も出かけることにした。年休を取って金曜日に出発する予定であった。友人の妻が一切の手配をしてくれて、私はゴルフバッグを持って空港へ行けばよいことになっていた。

私にしては早めに出かけ、空港で二人が来るのを待った。久しぶりの休暇で心は浮き浮きしていた。友人が持ってきてくれた飛行機の搭乗券を持ってカウンターへ行った。しばらく待っていると、受付の女の子が私に聞いてきた。

「パスポートを出してください」

私はびっくりした。

「台湾へ行くのにパスポートがいるの？」

受付嬢はあっけに取られた顔をしていた。出発の時間が迫っていて、家に取りに行く時間がない。仕方がないので、当時我が医学部の学生であった息子にパスポートを持ってくるように頼んだ。

電話口で息子が言った。「授業に出なくちゃならないんだけどな」。私は言った。「授業など出なくてもいい」。そのとき私は医学部教育委員の委員長であった。息子も間に合わなくて、結局私はゴルフバッグを抱えて大学の医局へ出勤した。

二回目。台湾の学会から招待されて講演をすることになった。前回の失敗に懲《こ》りてそのときは自分で手配をした。一切を生協に頼んだ。出発は土曜日であった。カウンターで私は悠々としてパスポートを出した。しかし、受付嬢の顔が何となく冴えない。今回は自信満々である私に、その女の子は言った。

「お客様、台湾へ行くにはパスポートの有効期限が六カ月必要です。お客様のは四カ月しかありません」

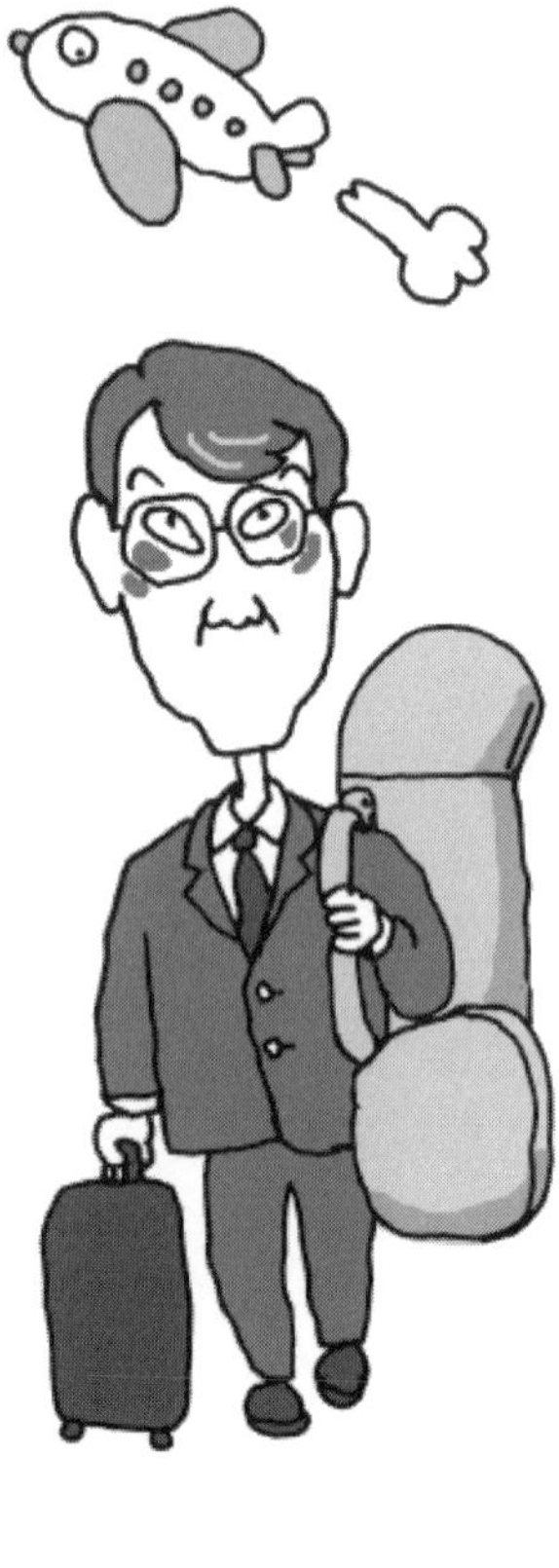

えっ、台湾へ行くのにもパスポートがいるの？

私は焦った。私は焦って大使館へ電話しようとした。しかし、土曜日では大使館は休みである。今から思うに大使館へ電話しても無意味であったと思うが。私は誰もいない土曜日の医局へすごすご戻った。

そこへ医局員のS先生が現れた。私は無理を承知で言ってみた。

「先生これから台湾へ行って講演してきてくれない」

彼は言った。

「いいですよ」

彼はそれからタクシーに乗って空港へ行って、台湾で講演をして次の日に私への台湾からのお土産を背負って帰ってきた。台湾で発表する内容とスライドをあらかじめつくってくれていたのはS先生であったので、台湾の学会のためにはその方がよかった。

後日、私はパスポートのチェックをしなかった生協に文句を言った。生協の人たちも神妙に謝ってくれた。責任者を出せと言いたくなって、私は気がついた。そのとき私は医学部生協の理事であり、私が最高責任者であった。

三回目。前述の悪友二人に再び誘われた。準備ばんたん、今回こそ。準備し終えたときにダブルブッキングに気がついた。妻との先約があった。妻の激怒を買って、そして離婚。それほどまでにしてゆくところでもあるまいと思い、止めにした。（二〇〇〇年）

# 将棋

昼食後の休憩時間には、事務当直の畳じきの部屋に医者や事務員が集まって囲碁や将棋をやっていた。将棋盤が二、三面ほどあった。駒が入った箱も二、三箱あった。王で王手をすると、どっちが勝つのだということが話題になるほどの下手な連中であった。

中堅の太った医者に寄り掛かって囲碁をさしている事務員がいた。医者は腰を屈《かが》めて将棋を打っていた。囲碁の事務と将棋の医者は背中合わせで打っていた。事務は将棋の医者の背中に自分の背中をかぶせて両手を上げたりのけぞったりして囲碁を打っていた。

私は、ずいぶんと尊大な事務員だと思っていた。確かに、医者と事務とどちらが偉いとかそんな時代ではないにしても、それにいくら昼間の病院の休憩時間のレクリエイションであるにしても、医者の背中を背もたれにする事務はひどいと思った。

やがて、事務がのけぞったときに、医者が動いて、事務がひっくり返って事務は後ろにいるのが医者であることがわかった。そのことに気づいて事務は謝った。

「西村先生、すみません、後ろが先生だったとは思いませんでした。私は後ろは壁だと思っていました」

壁にされた西村先生は将棋に熱中していて、壁にされたことすら気がついていなかった。

私はその西村先生と将棋をさしていた。

私は敗勢になった。必敗になり王手をかけられた。間駒《あいごま》はないので、私は西村先生が私からとって畳の上に転がしていた香車を間駒にした。西村先生は一生懸命考えているので、気がつかない。また王手をされるので、もうひと組の将棋駒の箱の中から桂馬をつまみだして間駒にした。

そうやって次々に隣の駒を使っていると、盤上に香車が五つもあるのに西村先生は気がつかなかった。しかし、私は気が咎《とが》めて、隣の箱に入っていた王を取り出して間駒にした。それで、ようやく私の悪事を西村先生は知ることになった。

結局どっちが勝ったのかわからぬまま、休憩時間は終わった。

三十年前の田舎の病院の昼休みであった。（二〇〇九年）

# 孫

孫に対する祖父母の役割は、子供と親の関係に比べて曖昧である。アメリカでは、そんな孫と祖父母の関係を研究している研究者たちがいる。彼らの研究によると、祖父母の役割は意外に大切であることがわかってきたという。「そこに居る」という役割があるそうである。祖父母が居るということはその家系は長寿であることを証明することになる。

成人したばかりの孫たちを調べたところ、彼らの考え方や道徳心は、祖母の影響を受けて形成されていることが多いこともわかったという。祖父母は人格形成の礎《いしずえ》となることもあるのである。

孫との関係が最も親密なのは祖母であり、父方の祖父は親密な関係になる可能性は比較的低いとも報告している。

孫と一緒に遊ぶ祖父母は比較的若いというレポートもあった。

私には二人の子がいて三人の孫がいる。

最も新しい孫は次男の長男であり、生後五カ月である。四カ月経った頃にお宮参りをした。通常の赤ちゃんは生後一カ月でお宮参りをする。だから、他の赤ちゃんに比べて大きかった。写真館で、「大きいね」と言われた。彼のパパは答えたそうである。「うちのはもうトシですから」。生まれて四カ月でもう「トシ」になってしまった。

二番目に若い孫に、私が「何歳?」と聞くと「五歳だよ。何でいつも忘れるの?」と答える。

一番のトシは、小学校二年生になった女の子である。数年前まで一番若かった。彼女も生後五カ月、五歳を過ごし、そして今八歳。みんな可愛い。

私は彼らの父方の祖父に当たる。(二〇〇九年)

# 自尊心

元気な老人は強い自尊心をもっていることがわかっているが、自尊心という言葉はわかりにくい。

例えば結婚を申し込むときに、「私はこんなにも大きく、素晴らしい人間である」と言うタイプと、「私は小さくて、つまらない人間ですが、それでもよいでしょうか」と言うタイプがあるが、どちらが自尊心のある人間であろうか。

『広辞苑』を引いてみた。「自尊」の項には、①自ら尊大に構えること、うぬぼれること、②自重して自ら自分の品位を保つこと、と書いてあった。同じ項に反対のことが書いてある。自尊とは相反する、裏腹な意味が含まれているらしい。

具体的に、どのような行動をする人が自尊心がある人であるか。文献で調べてみた。

アメリカでの研究では、自尊心を維持している高齢者は次のような人であったという。老化を他人ごとと思わず、わが身に襲ってくることを自覚している人。過去の成功に固執することがない人。自分にとって受け入れ難い情報を拒絶することがない人。過信や傲慢さを捨て、自己否定ができる人。自分がよく思われるように意識的に動くことはない人。自分を過不足なく受け入れ、他人からも自分の存在をありのままに評価されることを願う人……。

どうやら自尊心とは、「自分らしく生きていくことを肯定できる心」であるようだ。

結婚のプロポーズの話に戻るが、どちらのタイプも自尊心がない人間のようである。

（二〇〇九年）

# 人生の帰り道

また送別会の季節がきた。去年の春に歓迎会をしたばかりであると思っていたのに、もうすぐ桜が咲きそうだ。一年なんてすぐに終わってしまう。この頃、年のせいか時間の経つのが早い。

加齢に伴い時間の流れを早く感ずることは誰でも経験するが、なぜ年をとると時間の経つのが加速度的に早くなるのか、科学的にはわかっていない。

先日送別会があり、町へ行った。初めての店であった。地下鉄を下りて携帯電話で目的の店への行き方を聞いた。「何か目印の建物はありませんか？」と聞かれたので、デパートが見えると答えると、「そこを東へ回ってください」と言われたが、一瞬「東」がどっちなのかわからなかった。

生まれ育った田舎では、東の山の端から太陽が出て西の山脈へ沈んでいった。谷の真ん中を流れる天竜川の水は北から南に流れていた。朝になると太陽が出て、夕方には夕焼けを残して沈んだ。川沿いを飯田線の電車がゆっくり走っていた。あの頃は時間の経つのが遅かった。

都会にいると東西南北があいまいになる。ましてやネオンの町中では太陽がどこから出てどこへ沈むのかわからない。それでもなんとか店に辿り着いた。ずいぶん長い間夜の街をさまよい歩いたと思ったが、実際の時間は思ったほど長くはなかった。

初めての場所へ出かけると、時間が長くかかったような気がする。そして帰りは意外と早い。

私がこの頃時を短く感ずるのは、人生の帰り道だからである。（二〇〇九年）

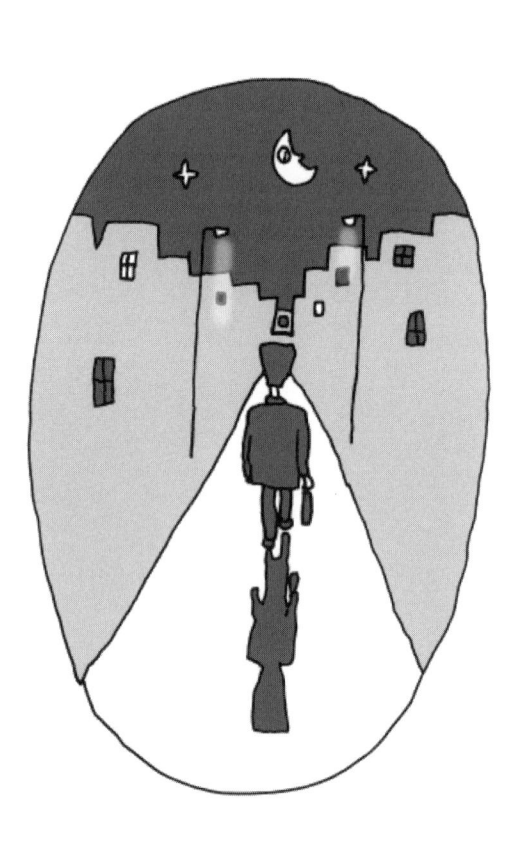

［著者略歴］
井口昭久（いぐち・あきひさ）
1970年、名古屋大学医学部卒業後、名古屋大学医学部第三内科入局。愛知医科大学講師などを経て、78年、ニューヨーク医科大学留学。93年、名古屋大学医学部老年科教授。名古屋大学医学部附属病院長をへて、現在、愛知淑徳大学医療福祉学部教授、愛知糖尿病リュウマチ痛風財団理事長
おもな編著書に『ちょっとしみじみ悩みつきない医者人生』『やがて可笑しき老年期』（風媒社）、『これからの老年学——サイエンスから介護まで』（名古屋大学出版会）などがある。
日本老年医学会、日本痴呆学会、日本臨床栄養学会理事。2003年度日本老年医学会会長、愛知県介護保険審査会会長なども務めている。

カバー・本文イラスト／茶畑和也
装幀／三矢千穂

**鈍行列車に乗って——医者人生ソロソロ帰り道**

2009年10月29日　第1刷発行　（定価はカバーに表示してあります）
2013年12月15日　第2刷発行

著　者　井口　昭久
発行者　山口　章

発行所　名古屋市中区上前津 2-9-14　久野ビル
振替 00880-5-5616 電話 052-331-0008　風媒社
http://www.fubaisha.com/

乱丁・落丁本はお取り替えいたします。　＊印刷・製本／モリモト印刷
ISBN978-4-8331-3156-8